Kosmische Codes
Alles, was du nie wissen solltest
*Lia Lohmann*

Das Werk, einschließlich aller seiner Teile, ist urheberrechtlich geschützt. Jede Verwertung ist ohne Zustimmung des Autors unzulässig. Dies gilt insbesondere für Vervielfältigungen, Übersetzungen, Mikroverfilmungen und die Einspeicherung und Verarbeitung in elektronischen Systemen.

© 2024 Lia Lohmann · Ozean-Licht.com

Projektkoordination: Branding-Buch.de

Umschlag: Gerhard Wiener unter Zuhilfenahme von
Ezume Images – stock.adobe.com und
Ярослав Антонюк – adobe.stock.com

tredition GmbH, Halenreie 40–44, 22359 Hamburg
1. Auflage (April 2024)

978-3-384-17679-0 (Paperback)
978-3-384-17680-6 (E-Book)

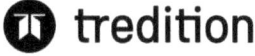

# Inhaltsverzeichnis

Einführende Worte                                9

Die Kraft deines Herzens erklärt                 21

Zeit für Wahrheit                                39

Genetic Tempering                                51

Zeitlinien und Zeitmomente                       67

Kosmisches Bewusstsein, Wissen, Metaphysik       75

Kosmische Antworten                              109

Ausleitung                                       153

Du bist wertvoll!

Ich helfe dir, endlich glücklich zu sein und das Leben zu leben, das du dir wünschst.

Lebe dich und dein volles Potenzial!

# Einführende Worte

Lieber Leser,

danke, dass du dieses Buch aufgeschlagen hast – und willkommen zu einer spannenden Reise.

Das ist nicht nur ein Buch.

Eigentlich sollte dieses Wissen niemals geteilt werden.

Eigentlich dürften die Menschen niemals davon erfahren, denn dieses Buch reißt dich ein für alle Mal aus dem Tiefschlaf und gibt dir deine Kraft zurück.

Du solltest niemals aufwachen, doch deine Seele hat sich jetzt dazu entschieden. Jetzt bist du hier und hältst dieses Buch in der Hand.

Bevor wir in die Themen eintauchen,
stelle ich mich dir kurz vor.

Mein Weg auf der Erde hat mit dem Hybridkinder-Programm begonnen, das über Jahrzehnte existiert hat und 2021 beendet wurde.

Ich bin ein Mensch x Plejadie x Zeta Hybrid und wurde vollständig auf einem Zeta-Reticuli-Schiff kreiert, zirka 850 Kilometer innerhalb des Erdorbits.

Meine DNA ist anders als die eines normalen Menschen und zu einem großen Teil extraterrestrisch.

Ich trage wenig menschliches Ergbut in mir und bin mit vielen Aufgaben in die physische Materie getreten.

Als galaktische Abgesandte und Botschafterin für kosmisches Wissen, Metaphysik und verschiedene extraterrestrische Rassen, bilde ich eine Brücke zwischen ihnen und dir.

Meine Arbeit besteht darin, Menschen in ihrem Bewusstseinsprozessen (auch *Ascension-Prozessen* genannt) zu helfen und sie so auf den Kontakt mit Extraterrestrischem vorzubereiten.

Ich lebe zwei Leben, einerseits verbringe ich meine Hauptzeit hier auf der Erde, anderseits bin ich interstellar und arbeite auf verschiedenen Schiffen, die sich im Erdorbit sowie auf multidimensionaler Ebene befinden.

Als Hybridwesen lebte ich zu Beginn wie ein Mensch unter euch, um meine Meisterschaft und meine Realisierung zu erlangen und die Ascension, den Aufstieg in 5-D (später mehr dazu) live mitzuerleben, zu unterstützen und das Potenzial dieser Zeit zu nutzen.

Ich bin gekommen, um euch bei eurer Selbstverwirklichung zu begleiten. Jetzt, da der Weg geebnet wurde, der Pfad besteht und ich meine Meisterschaft verkörpere, werde ich euch auf allen Ebenen in diesem Ziel unterstützen.

Extraterrestrische (kurz und folgend: ETs) sind ein wesentlicher Bestandteil des Realisierungsprozesses, doch sind nicht *sie* es, die es möglich machen, sondern allein *du selbst* – und ich begleite dich auf diesem Weg.

Wenn du bereit bist, bringe ich dich in deine Meisterschaft und damit zur Vollendung deines letzten Lebens hier auf diesem Planeten.

## Zu meinem Leben auf der Erde

Als Kind war ich schon immer *anders*, passte kaum in die Gesellschaft, hinterfragte Gepflogenheiten und spürte, wie Menschen auf meine Gegenwart reagierten.

Ich konnte telekinetisch Dinge bewegen, war telepathisch, hochsensitiv und wusste, wenn Menschen krank waren oder sonst etwas nicht stimmte.

Schon immer habe ich alles hinterfragt, war mit normalen Antworten nie zufrieden und auf der Suche nach mehr.

Ich spürte, dass die Welt, in der wir leben, so viel mehr ist. Wir alle sind so viel mehr, als wir glauben und von anderen hören.

So begann meine Reise in die Spiritualität früh …

Als Kind habe ich gerne meditiert, dem Flüstern der Natur gelauscht und bin auf Bäume geklettert, mit einem Buch in der Hand, um dem Himmel näher zu sein.

Am liebsten verbrachte ich meine Zeit in der Natur, mit Tieren und in Ruhe, um dieses Leben auf der Erde lernen zu verstehen.

Warum sind die Dinge so, wie sie sind?

Warum müssen Menschen arbeiten gehen, um zu leben?

Warum muss ich für Dinge bezahlen, anstatt sie zu tauschen?

Warum gehen wir miteinander oft so grausam um?

Woher kommt Wut, Hass und Gewalt – und warum ist der Sternenhimmel immer voller Frieden?

Oft hatte ich das Bedürfnis, nachts draußen zu sein, um den Sternenhimmel zu sehen, die Sterne zu begrüßen und ihnen vom Leben auf der Erde zu erzählen.

Schon immer hat mich der Himmel fasziniert. Ich wusste, dass die Sterne mir zuhören und ich eines Tages die Antworten finden werde, nach denen ich gesucht habe.

So begann meine Reise. Ich begegnete den ›richtigen‹ Menschen, die mir immer wieder den Schubs in die Richtung gaben, in die ich gehen musste, um all das Wissen zu sammeln, was ich heute lehre.

Nicht jede Begegnung war positiv. Oft wachsen wir am meisten durch die Menschen, die uns den größten Schaden ›antun‹.

Ich bin daher dankbar für jeden Einzelnen, der meinen Lebensweg gekreuzt hat.

*Danke! Ohne dich wäre ich nicht das
wunderbare Wesen, das ich heute bin!*

Spüre einen Moment in diesen Satz hinein. Spürst du, was dieser Satz in dir bewirkt? Frieden.

Jeder von uns hat die Wahl, ein glückliches Leben zu leben. Wir haben gar ein Anrecht darauf, ein Leben voller Harmonie zu führen, im Einklang mit allem, was *ist*. Mit diesem Satz fängt alles an.

Mein Leben und meine Begegnungen waren nicht immer leicht.

Auf meinem Weg durfte ich unendlich viel lernen. Besonders, wie man viele Dinge *nicht* tut, und auch *hierfür* bin ich dankbar.

## Zurück zu den Sternen …

Lange Zeit durfte ich nicht darüber sprechen, aber jetzt seid ihr bereit zu erfahren, wer ich bin. Meine Reise durch die Spiritualität war eine Reise zu meiner Wahrheit.

In Meditationen fand ich den notwendigen Fokus und entdeckte die Arbeit mit meinem Chakrensystem.

Ich lernte die Arbeit mit den Energien, als ich meinen Reikimeister im Alter von 18 Jahren machte.

Über Schamanismus betrat ich die Welt der spirituellen Wesen und erlernte, die Kraft der Pflanzen und Natur energetisch nutzbar zu machen.

Später habe ich mich entschieden, etwas Bodenständiges dazuzulernen. So absolvierte ich den psychologischen Berater und machte zusätzlich eine Ausbildung zum Coach. Somit kann ich vermehrt auch Menschen helfen, die mit spirituellen Themen nichts anfangen können.

Heute helfen mir diese Ausbildungen, jedes Individuum, das seinen Weg zu mir findet, optimal zu unterstützen und dort ›abzuholen‹, wo es sich befindet.

Diese Reise endete aber nicht hier, denn das Leben auf der Erde ist ein sich ständig wandelnder Prozess, und jeder entwickelt sich – permanent.

Und so fand, während ich unter dem nächtlichen Sternenhimmel lag, meine galaktische Familie zurück in mein Leben.

Über unzählige Kontakte wurde ich in mein intergalaktisches Team involviert und auf meine Rolle als Botschafterin vorbereitet. Seit dieser Zeit sind ETs ein fester Bestandteil meines Lebens.

Ich bin einerseits galaktische Abgesandte und ET-Botschafterin, helfe den Menschen, in Kontakt mit Extraterrestrischen zu kommen oder Kontakterfahrungen mit ihnen zu verstehen und zu verarbeiten.

Ich kläre Missverständnisse, Unklarheiten und Probleme im Zusammenhang mit Extraterrestrischen auf.

Anderseits helfe ich ETs dabei, Menschen zu verstehen und bereite sie auf ihren Schiffen auf Erstkontakte und ein Leben auf der Erde und mit Menschen vor.

Während meiner Aufenthalte auf den Schiffen lehren mich extraterrestrische Familienmitglieder über den Kosmos, Quanten, Realitätskreierung und unendlich viel mehr. Sie erinnerten mich daran, wer ich bin und weshalb ich existiere.

Durch sie konnte ich die Gabe des Channelings, der Telepathie, des Quantencodings und mehr reaktivieren. Sie sind meine Lehrer und ihr Wissen gebe ich in verschiedenen Online-Kursen und dem Quantum-Coaching weiter.

Sie haben mir die einzigartige Light-Code-Quantum-Technik beigebracht, die meine Arbeit so erfolgreich macht. Somit helfe ich als Teil der ›Bodencrew‹ hybrid den Menschen in ihrem Ascension-Prozess.

Im Laufe der Zusammenarbeit mit meinem galaktischen Team wurden Technologien aus höheren Dimensionen in meinem Energiefeld installiert, die meine Arbeit unterstützen.

Als Verbal Channel kanalisiere ich die kosmischen Energien, übermittle Light-Codes in Form von Light-Language und Tonings und bin in der Lage, Botschaften aus höheren Dimensionen zu übermitteln.

Mein galaktisches Team und ich haben die Intention, den Menschen und dem, was *ist*, im Licht, in der Liebe und zum höchsten Wohl zu dienen.

Über die Jahre habe ich meine Realisierung und meine Meisterschaft erlangt, ich bin nicht mehr länger mein Körper – ich bin.

Seither begleite ich unzählige Seelen auf allen Ebenen in ihre Meisterschaft und in ihre Realisierung.

Ich wünsche mir, dass du und jeder, der mir begegnet, seine Kraft findet und ein Leben voller Liebe und Freude lebt.

Bist du bereit?

Dann lass uns loslegen und gemeinsam das Leben deiner Wahl kreieren.

Auf den nächsten Seiten findest du eine Einführung in die Inhalte, die wir jederzeit gemeinsam und individuell auf dich zugeschnitten vertiefen können.

Blättere weiter – es kann dein Leben verändern.

Ich liebe dich!

Lia

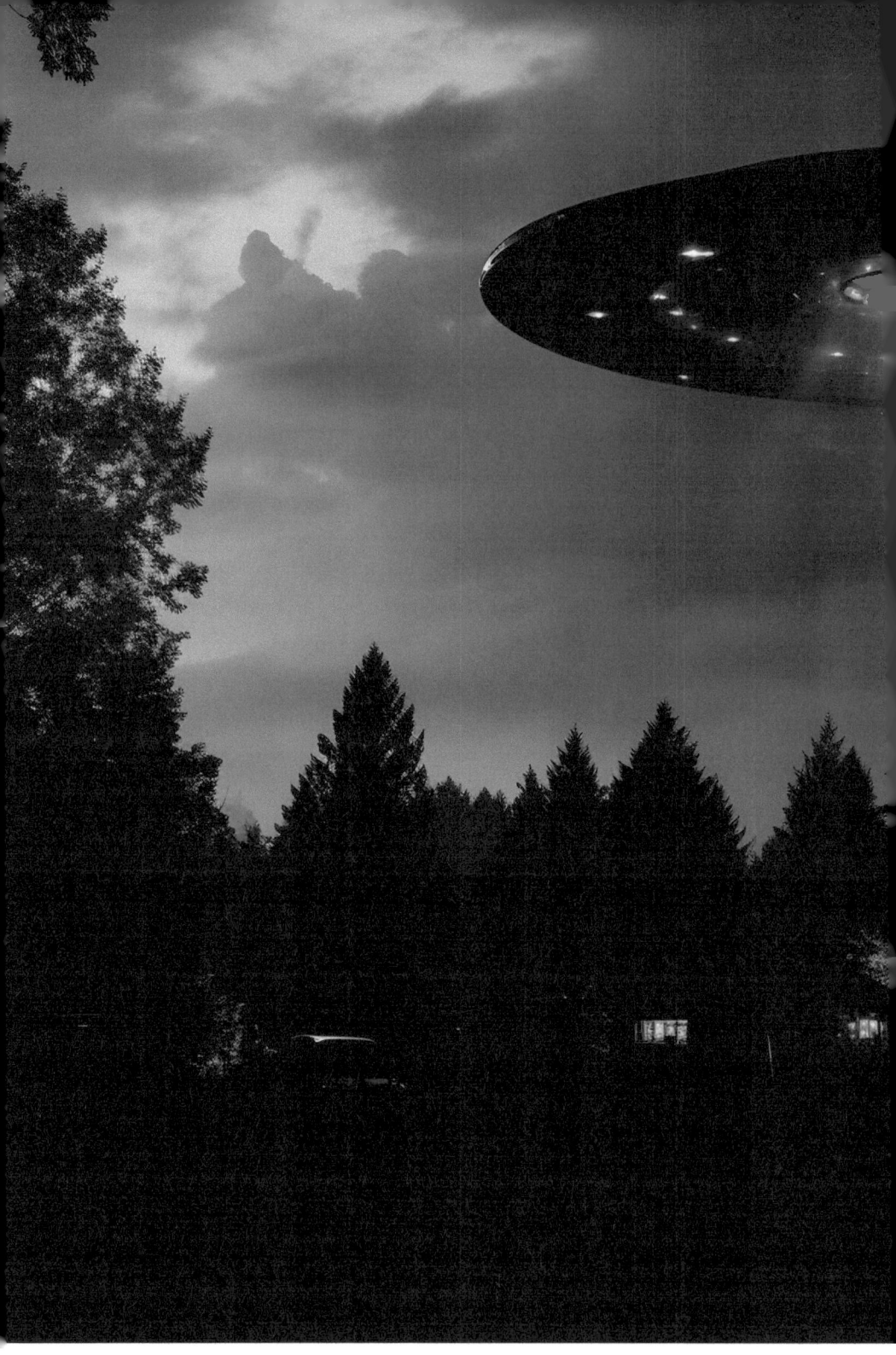

## Kapitel I

# Die Kraft deines Herzens erklärt

Betreten wir die Welt der Herz-Kohärenz und transformieren dein Verständnis von Realität und Bewusstsein!

Auf den folgenden Seiten entdeckst du, inwiefern die Weisheit und Intuition deines Herzens das Tor zu tieferem Wissen und erweiterten Realitäten darstellt.

Lerne, wie du durch einfache, aber kraftvolle Techniken der Herzfokussierung dein Leben und deine Wahrnehmung der Welt verändern kannst.

Lass uns eintauchen in eine Reise, auf der dein Herz nicht nur als emotionales Zentrum, sondern auch als mächtiges Werkzeug der Realitätsgestaltung enthüllt wird.

Das Herz wird oft als weiser und klüger angesehen, weil es das Bewusstsein deiner Seele in sich trägt.

Die Seele arbeitet, wirkt durch das Herz und übermittelt dir meine Inhalte als kleine Erkenntnisse, die in deinem Verstand auftauchen werden.

Ich lade dich dazu ein,
ein paar tiefe Atemzüge zu nehmen.

Atme direkt in dein Herz hinein – ganz tief.

Schließe deine Augen, wenn du magst, und lege deine Hand auf dein Herz.

Damit lenkst du deinen Fokus physisch auf das Herz, indem die Nerven in deiner Haut Reize übertragen.

Gleichzeitig schaffst du eine energetische Verbindung und fokussierst dich auf das Zentrum.

Nimm ein paar tiefe Atemzüge. Atme durch die Nase ein und durch den Mund aus. Durch das tiefe Atmen schaffst du eine Verbindung und lässt die Energien in deinem ätherischen Feld zirkulieren.

Damit lenkst du deinen Fokus auf dein Herz. Wenn deine Gedanken laut sind oder du Schwierigkeiten hast, in dein Herz zu gelangen, vertiefe deine Atmung.

Klopfe zehn bis zwanzig Sekunden sanft auf deine Brust, um deinen Fokus zu verstärken. Lege dann deine Hände wieder auf deinen Brustkorb und atme tief ein.

Falls du immer noch Schwierigkeiten hast, in dein Herz zu gelangen, lade deine Gedanken, deinen Verstand, dein Ego und deinen Mentalkörper ein, gemeinsam mit dir in dein Herz zu gehen.

Sprich liebevoll und sanft zu ihnen: »Lieber Verstand, liebes Ego, ich lade euch ein, zur Ruhe zu kommen und gemeinsam mit mir in meinem Herzen zu sein. Hier müsst ihr nicht funktionieren oder denken, sondern könnt einfach mit mir den Weg ins Herz gehen.«

> Atme tief ein, während du diese Sätze sagst,
> du kannst sie auch laut aussprechen.

Beobachte, wie sich ein kleines Portal öffnet. Dein Kopf entspannt sich, weil er weiß, dass er dein Leben nicht retten oder Probleme lösen muss.

Du kannst deinen Nacken lockern, die Anspannung loslassen und deinen Verstand einladen, mitzukommen. Gehe in dein Herz hinein und atme tief ein.

Stell dir vor, dass dein Kopf, dein Verstand und dein Ego bereit sind, mit in dein Herz zu gehen. Male dir aus, wie es sein könnte, wie ein Kind in deinem Herzen zu sitzen und um dich herum schlagen zu sehen.

Stell dir vor, wie du in deinem Herzen bist und es um dich herum schlägt.

Lass deinen Kopf, deinen Verstand und dein Ego mitspielen und sich vorstellen, wie es sein könnte, im Herzen zu sein.

Stelle dir vor, wie die grüne Sphäre des Herz-Chakras um dich herum pulsiert.

Dies beruhigt dich und bewegt dich dazu, den Fokus auf dieses Zentrum zu halten. Du wirst ruhiger und spürst, wie Entspannung eintritt.

Konzentriere dich auf das Pulsieren der grünen Sphäre um dich herum.

An Tagen, an denen es dir schwerfällt, in dein Herz zu gelangen, stelle dir vor, eine Treppe nach unten zu laufen, die in deinen Herzraum führt.

Hauptsache, dein Kopf begleitet dich ins Herz.

Wenn du es dir vorstellst, erlaube dir, wie ein Kind zu sein, denn im Herzen gibt es auch kindliche, spielerische Energie.

Öffne dein Herz, indem du dich ausdehnst.

Atme tief ein und sage dir beim Ausatmen, dass du dich öffnen möchtest und dein Herz sich öffnen möge.

Bleibe im Fokus dieser Energie und des Gefühls, das sich in deinem Körper ausbreitet.

Deine Muskeln entspannen sich, alles kommt zur Ruhe und deine Gedanken werden ruhiger, weil du sie auf das Wesentliche fokussierst: *im Herzen zu sein*.

Das ist der Ausgangspunkt, von dem aus ich dich bitte, zu starten oder wann immer du zu deinem Herzen zurückkehrst, tiefes Wissen erhältst, channeln, Telekinese probieren oder mit der Realitätsfabrik arbeiten möchtest.

Wenn du versuchst, die Realität zu transformieren oder Keycodes anwendest, tue dies bitte aus diesem Zustand heraus, aus dieser Energie, in der dein Herz präsent ist und nicht dein Kopf.

Dein Kopf ist im Herzen und damit bist du mehr im Einklang mit deiner Seele.

Mit deinem Bewusstsein und deinem Verstand im Herzen kannst du viel mehr Energien bewegen. Du kannst Wissen zu Wissen machen und nicht nur zu einer Theorie deines limitierten logischen Verstandes.

Sobald alles, was du lernst und hörst, durch den Filter deines Herzens geht, wirst du in ein paar Tagen oder Wochen, wenn du es nicht erwartest, einen Aha-Moment erleben.

Mit genügend Übung wird es zur Gewohnheit. Du musst das lediglich üben. Dies bringt dich in den Fluss und in die Harmonie mit deiner Seele.

So einfach ist das. Es gibt kein größeres Geheimrezept. Weil es so einfach ist, wird es oft unterschätzt.

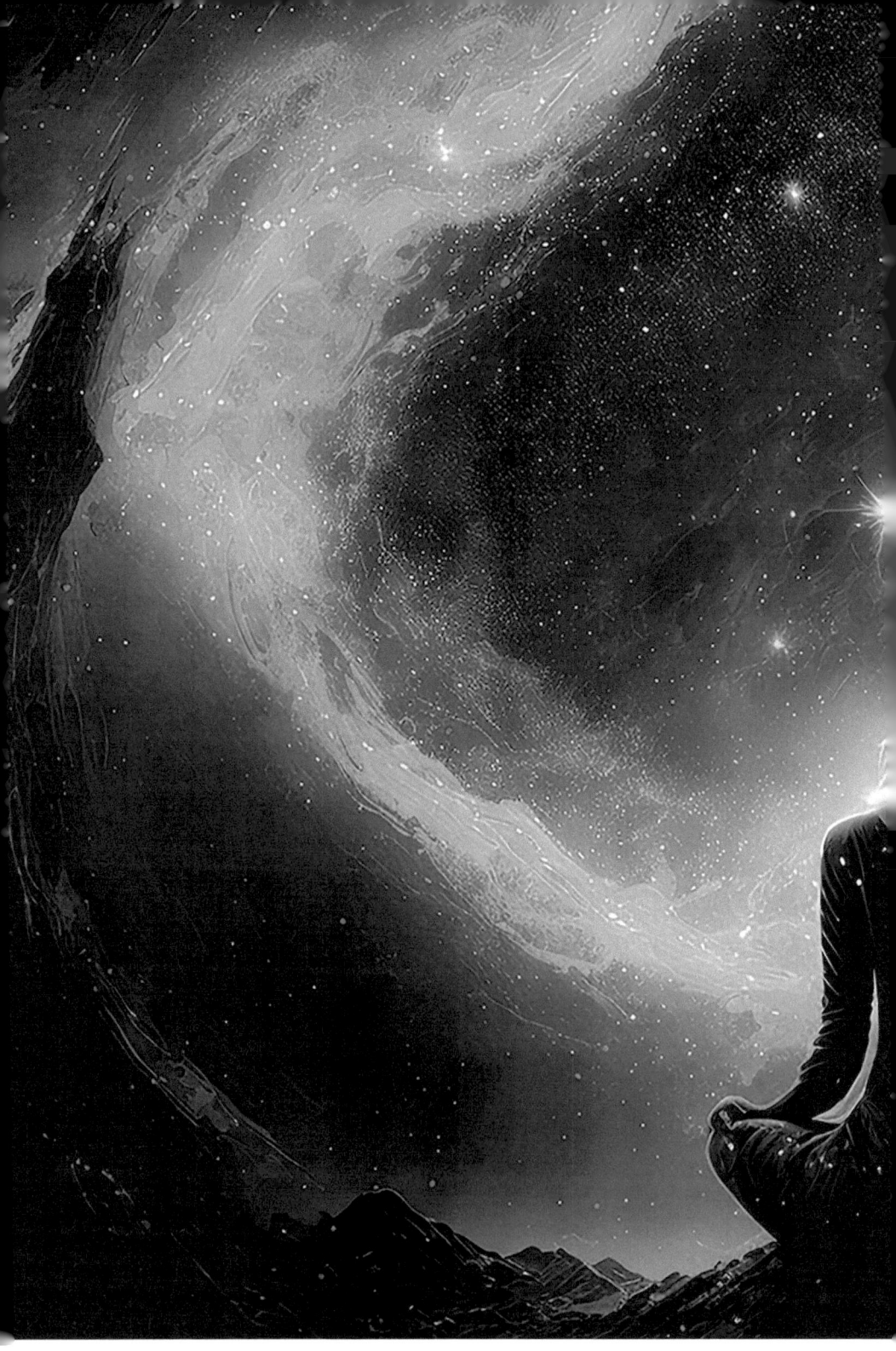

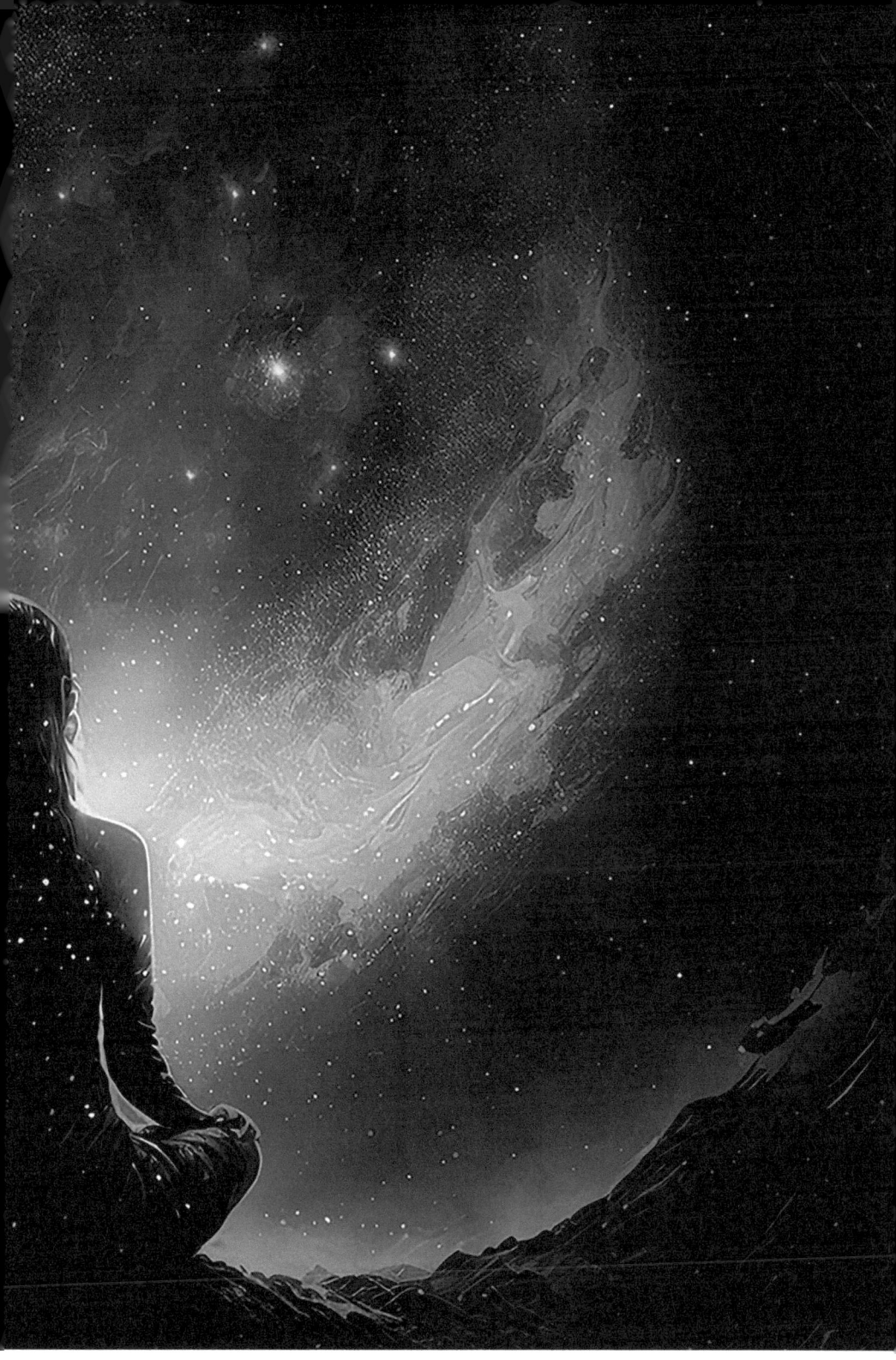

## Mehr Energie und Kraft

In diesem Fluss bekommst du mehr Energie und Kraft. Du wirst die Fähigkeit haben, diesen Zustand dauerhaft zu halten, je öfter du übst. Irgendwann wirst du nur noch ein paar tiefe Atemzüge brauchen und sofort in der Herz-Kohärenz sein.

In diesem Zustand kannst du das Quantenfeld überall beeinflussen.

Daher ist die Übung der Herz-Kohärenz wichtig. Es ist entscheidend, dies aus dem Herzen heraus zu praktizieren, bis dein Verstand diesen Ort liebt, denn das ist sein eigentlicher Platz.

Dein Kopf hat sich vom Rest deines Körpers und von deinem Herzen getrennt. Das macht dich menschlich – aber es ist unnatürlich.

Dein Verstand und dein Bewusstsein gehören nach ›Hause‹, ins Herz. Kehre an deinen wahren Platz zurück. Dein Verstand ist nicht im Kopf.

Dein Verstand ist im Herzen. Über das Herzfeld fühlst du, was wirklich wichtig ist.

Du erhältst alle Informationen über dein Energiefeld und du kannst alles durch das Herzfeld übersetzen, denn hier wird alles zu Wissen transformiert.

Der Kopf ist lediglich ein ›Speicher‹ für Gehörtes, Ideen und Konzepte, während das wahre Wissen in diesem Zustand zu finden ist, in dir, in deinem Herzen.

Aus diesem Grund werden Figuren wie Jeschua, Christus oder Buddha oft mit einem Herzen dargestellt: Alle Weisheit und das gesamte Wissen sind dort, nicht im Kopf, und diese Bereiche können nicht vom Kopf verstanden werden.

Es muss *gefühlt* werden.

Aus diesem Herz-Zustand heraus kannst du klarer fühlen. Dein Herzgefühl wird zur Intuition und du entwickelst eine stärkere Verbindung zum Quantenfeld und allem, was dich umgibt. Wenn du über das Herzfeld eine Verbindung spürst, kannst du alles im Quantenfeld beeinflussen, denn es ist deine Energie.

Das Quantenfeld möchte dir dienen, aber du musst es zu deiner Energie machen, indem du es über dein Herz fühlst. Daher ist Herz-Kohärenz so entscheidend. Es gibt keine Übung außer dem Fühlen der Energie aus dem Herzen heraus.

Durch diese Praxis wirst du mehr und mehr in der Lage sein, mit Realitäten, Zeitlinien und Momenten zu arbeiten, denn sie alle sind Formen von Bewusstseinsenergie. Alles ist Bewusstsein.

Du befindest dich in einem riesigen Feld des Bewusstseins. Alles, was du siehst, berührst und fühlst, ist dein Bewusstsein, und du gibst ihm Bedeutung.

Um das Bewusstsein und die Realität zu transformieren, musst du verstehen, was deine Realität formt und warum du dich manchmal in einem unangenehmen Moment befindest.

Schaue nicht mit deinem Kopf und glaube nicht, dass hier vergangene Erfahrungen oder Kindheitserlebnisse miteinfließen.

Selbst wenn wir uns an unsere Kindheit oder vergangene Erfahrungen erinnern, erinnern wir uns immer nur an unsere letzten Gedanken darüber.

Dies ist mittlerweile von der Hirnforschung bestätigt worden. Es ist an der Zeit zu lernen, dies zu fühlen.

Deine letzten Gedanken zu einer Situation oder einem Gedanken formen deine Realität.

Befindest du dich in einer Realität, die dir nicht gefällt? Dann transformiere deine Gedanken.

Dadurch änderst du die Art und Weise, wie du die Realität interpretierst.

Alles um dich herum besteht aus Bewusstsein und ist buchstäblich voller Potenziale und verschiedener Variablen deiner selbst.

Dennoch befindest du dich immer in deinem eigenen Bewusstseinsfeld.

Du kannst zwar andere Menschen und Personen in deinem Bewusstseinsfeld haben, aber du interpretierst sie ausschließlich anhand deiner inneren Welt.

Niemand sonst übersetzt Personen für dich.

Du bist der Übersetzer, denn du siehst Menschen und Situationen durch deine eigenen Augen, Gedanken, Ideen und Übereinkünfte.

Wenn du möchtest, dass sich eine Person oder Realität wandelt, musst du deine innere Welt ändern, damit du ein anderes Frequenzspektrum interpretieren kannst.

Du kannst aus den vielen Potenzialen, die Teil deines Bewusstseins sind, auswählen, was du als deine Realität interpretieren möchtest.

Wenn du dich in einer Situation befindest, die dir nicht gefällt, sei es wegen deines Körpers, deines Kontostandes, deines Berufs, deines Wohnorts oder deiner beruflichen Tätigkeit, gehe in dein Herz hinein und fühle, was in deiner Realität ist.

Stelle nicht die Frage *Was ist?*, sondern *fühle*. Wie fühlt sich diese Realität an? Wie fühlt es sich an, diese Realität zu interpretieren?

Es ist *deine* Realität!

Wie fühlt sich die Interpretation dieser Realität an?

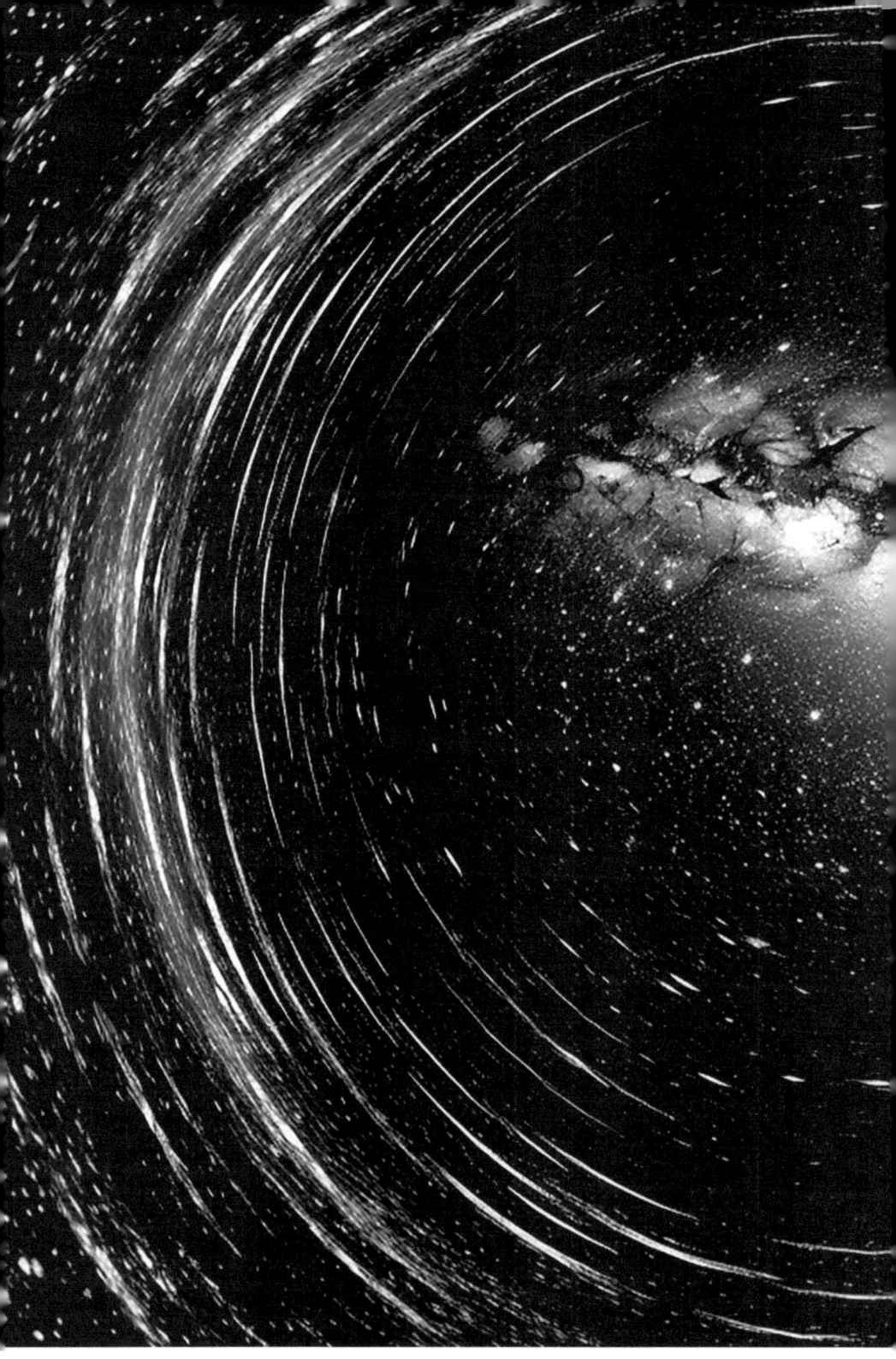

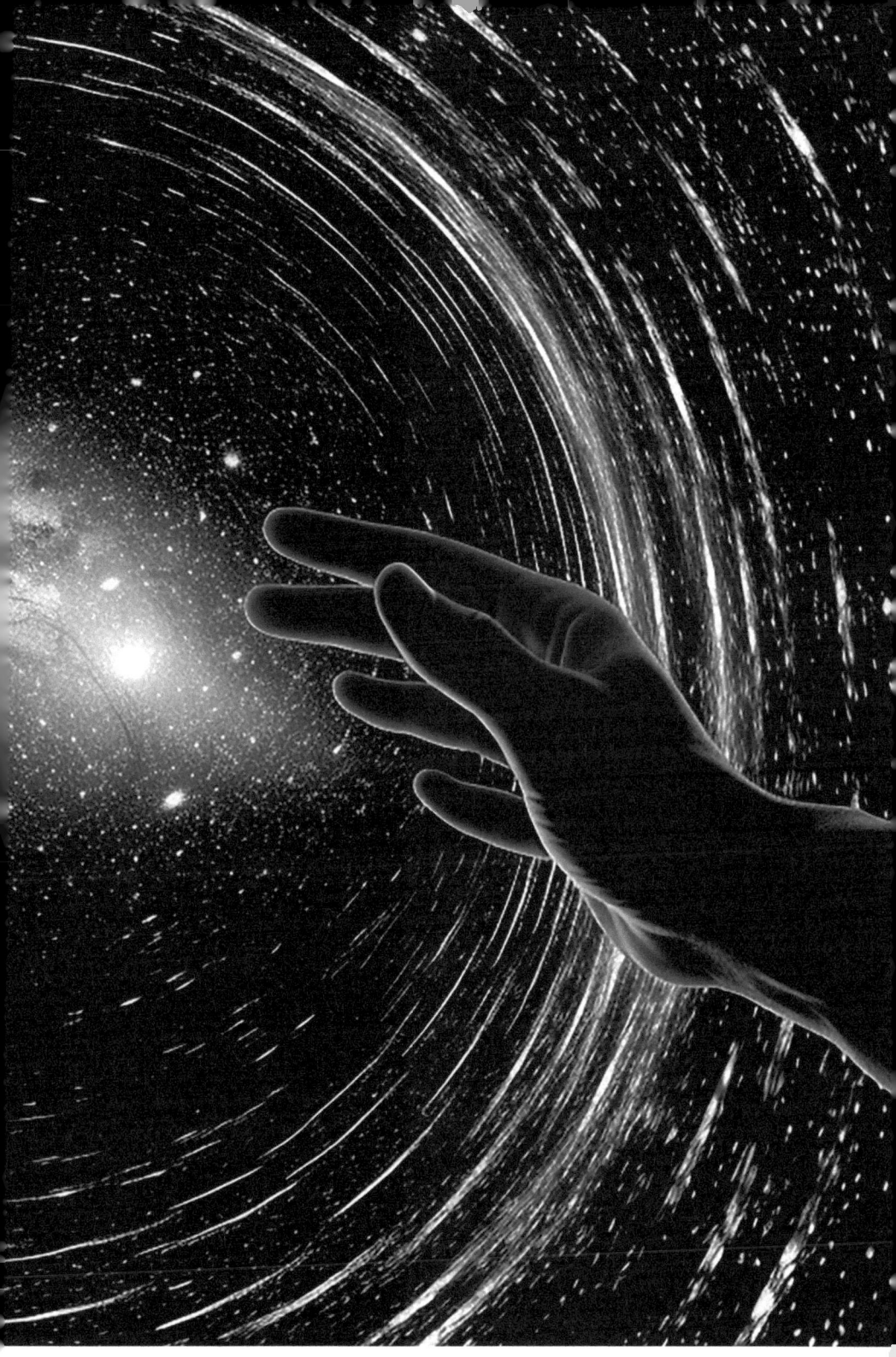

Wenn die Interpretation nicht das ist, was du fühlen möchtest, ist das genau die Frequenz, die du ausstrahlst, aus den potenziellen Energien innerhalb deines Bewusstseins, die dir zur Verfügung stehen und die du interpretieren kannst.

Wenn die Interpretation, die du fühlst, nicht die ist, die du haben möchtest, kannst du dies über dein Herzfeld korrigieren, indem du neue Frequenzen einspielst, indem du anfängst zu fühlen.

Wie fühlt es sich an, glücklich zu sein, einen vollen Kontostand zu haben, einen gesunden Körper zu haben, einen erfüllenden Beruf auszuüben, in einem Haus zu wohnen und in einer Umgebung zu sein, die dir wirklich guttut und die du dir wünschst?

Wenn du hier fühlst, dass es eine Störsequenz gibt, etwas, das dich vom Fühlen abhält, dann gibt es darunter liegende Gedanken, die das verhindern.

Hier liegen die Schlüssel. Du könntest die Vorstellung haben, dass mehr Geld auf deinem Kontostand bedeuten würde, dass du mehr Steuern zahlen müsstest oder es sowieso verlieren würdest.

Oder vielleicht denkst du, dass du es nicht verdient hast. Immer wenn du versuchst, eine neue Energie einzubringen und spürst, dass etwas nicht stimmt, dass es stockt oder sich zusammenzieht, fühle genau an dieser Stelle hinein und frage dich: »Was steckt dahinter?«

Die Gedanken werden während des Fühlens von selbst auftauchen. Es geht nicht darum, mit dem Kopf nach Problemen zu suchen.

Es geht nicht darum, Ideen auf das, was du wahrnimmst, zu übertragen. Wichtig ist, es zu fühlen, »Was möchte ich haben?«.

Wenn es Unstimmigkeiten gibt, arbeite mit ihnen und beginne zu kreieren.

Damit du nicht nur in dieser begrenzten Version arbeitest, versuche ich, dich mehr in das Quantenfeld einzubringen, mehr von den verschiedenen Potenzialen zu öffnen und deinen Horizont zu erweitern, denn alles um dich herum ist potenzielle Energie.

Wirklich *alles*.

Alle Potenziale sind vorhanden, aber du kannst nur das Potenzial übersetzen, das in dir gespeichert ist.

Wenn du in die Herz-Kohärenz gehst und deinen Verstand wirklich ins Herz einlädst, öffnest du Türen zu mehr Potenzialen, die aus deinem höheren Selbst sowie deiner Seele und nicht aus dem Kopf beziehungsweise dem Verstand kommen.

Dadurch kannst du mehr Energie in deine Realität übersetzen und völlig neue Potentiale erschließen, die dein Verstand bisher nicht für möglich gehalten hat.

Denn du bist in keiner Weise limitiert. Dein Verstand ist es, der nach dem bisher *Erlebten, Gelernten* und *Antrainierten* gehandelt hat und handeln konnte.

Deine Glaubenssätze sind deine Grenzen des Verstands und der damit übersetzbaren Realität.

Dein Herz kennt keine Grenzen, keine Glaubenssätze und sieht in allem nur kreatives Potenzial.

Im nächsten Kapitel werde ich dir etwas mitteilen, was für manche wie Science-Fiction klingen wird.

Für mich ist es jedoch ganz normal.

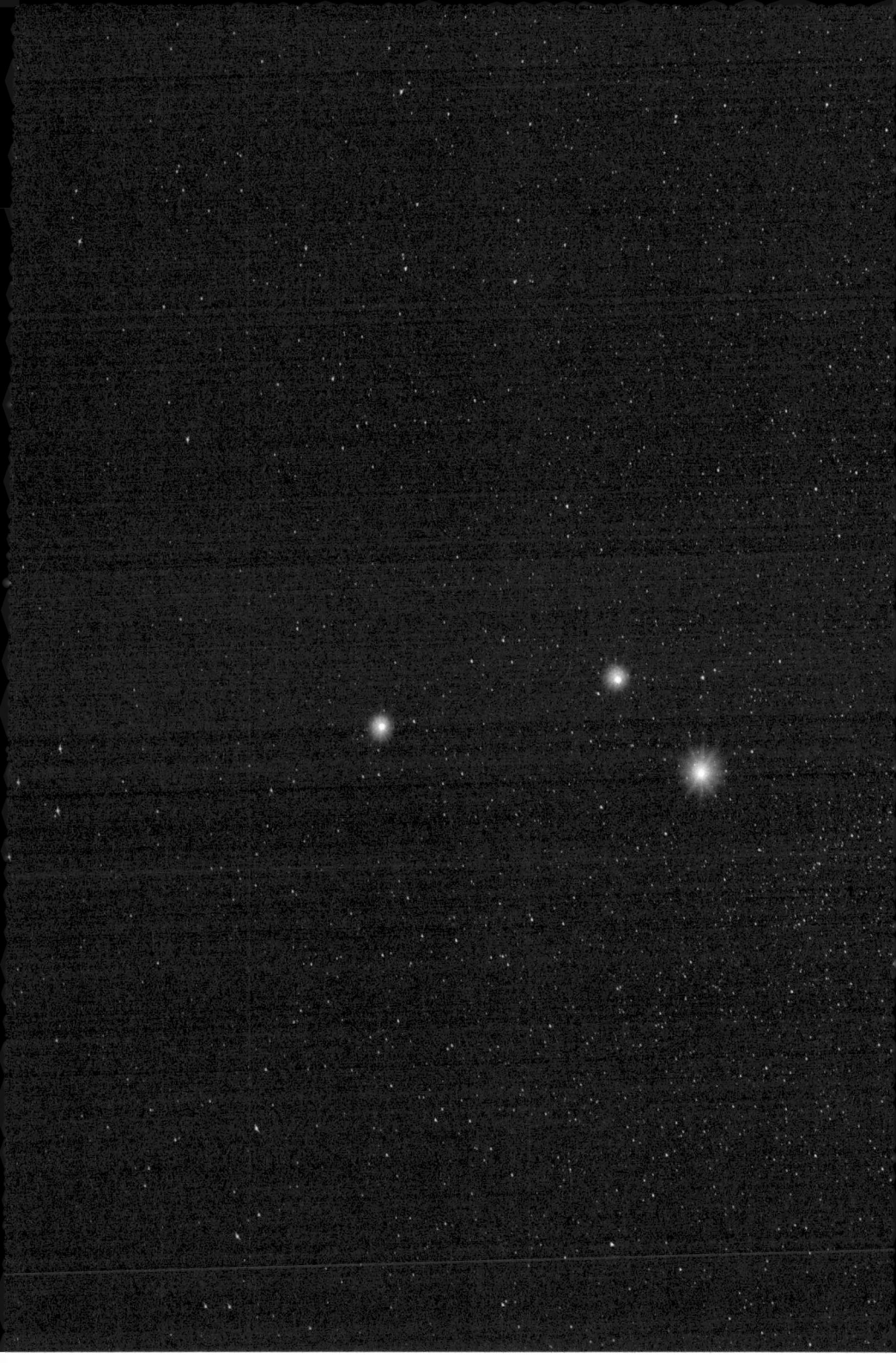

Kapitel 2

# Zeit für Wahrheit

Ich bin kein Mensch.

Staunst du?

Ich weiß nicht, ob du es schon wusstest.

Ich bin ein *Hybridwesen*.

Ich bin aus dem Hybridisierungsprogramm hervorgegangen – und mein genetisches Erbe enthält Teile der Menschheit sowie von zwei weiteren außerirdischen Spezies, darunter den Plejaden, genauer gesagt Era, einer der vier Planeten, die den Stern Taygeta umkreisen.

Ich lade dich ein,<br>tief in dich hineinzufühlen.

Was ich mit dir teilen werde, kommt direkt von einem Team, das sich über der Erde befindet und in direktem Kontakt mit mir steht, von verschiedenen Raumschiffen aus.

Es ist wichtiger denn je, jetzt dein Herz zu öffnen, besonders für deine Menschlichkeit.

Du darfst dich nicht mehr von deinem Menschsein entfremden. Es gibt, Stand April 2024, 1235 größere Flottenschiffe von 1,3 bis über 2 Kilometer Länge und unzählige kleinere Schiffe.

Die Spezies sind Yahyel, Sassani, Procyone, Alphrata (Alpha-Centauri-Erdenmenschen aus dem Centauri-Sternensystem, mehr Informationen folgen in weiteren Büchern, gehe für aktuelle Informationen auf meine Website), Andromeda, Arcturus, Draconier, Reptiloide und weitere Spezies aus dem Orions-System, die nicht unbedingt restriktiv oder negativ sind.

Auch die Plejaden sind hier, einschließlich der Crew von Taygeta. All diese Wesen warten darauf, dass du bereit bist, mit ihnen in Kontakt zu treten.

Ein Schlüssel dazu ist, dein Menschsein zu lieben und auch andere Menschen als Seelen zu sehen, die ihren eigenen Weg gehen. Ich möchte etwas tiefer darauf eingehen, damit du verstehen kannst, was ich meine.

Auf der Erde gibt es derzeit verschiedene Spezies, einige davon haben sich unter die Menschen gemischt, aber nicht alle haben das höchste Wohl im Sinn.

Diese Wesen sind Produkte des kollektiven Bewusstseins.

Einige von ihnen sind auf höheren Bewusstseinsebenen sehr positiv, aber hier auf der Erde spiegeln sie oft das (Unter-)Bewusstsein der Menschen wider.

Über Jahrtausende hinweg haben sie die Menschheit durch Glaubenssätze, Gedanken, Ideen und Konzepte kontrolliert und beeinflusst.

Sie haben den Glauben verbreitet, dass der Tod notwendig ist, dass das menschliche Leben begrenzt ist, dass Menschen keinen Einfluss haben und in einem bedeutungslosen Kosmos existieren.

Die negativen Spezies haben Menschen in ihrem Bewusstsein stark manipuliert, da Menschen manipulierbar waren, sodass die Genetik beeinflusst wurde.

Es gab nie genetische Manipulation in Laboren, die den Menschen erschaffen haben, der Mensch erschafft sich durch das, woran er glaubt, wie er seine Welt sieht und durch die Identifikation mit dem, was er zu sein glaubt.

Der Mensch limitiert sich, seine Gesundheit, seinen Verstand und seine Genetik durch sein Bewusstsein. Alles ist Bewusstsein und ich bin, was ich glaube zu sein und was ich glaube, wie die Welt ist. So erlebe ich auch diese – durch meine ganz eigene Perspektive.

Die Wahrheit ist jedoch anders. Du bist äußerst mächtig. Diejenigen, die dich hypnotisiert und in diese falschen Glaubenssätze verwickelt haben, fürchten dich mehr, als du dir vorstellen kannst. Du bist niemals begrenzt.

Es ist Zeit, diese Hypnose zu beenden und deine Macht zurückzufordern, bevor wir ins Jahr 2024 eintreten.

Du solltest verstehen, dass dies eine Hypnose ist. Ich ermutige dich, diese endgültig zu durchbrechen.

Du bist kraftvoll, und jede deiner Entscheidungen und Haltungen hat einen enormen Einfluss auf das gesamte Universum.

Wenn du beginnst, dein Herz für deine Menschlichkeit zu öffnen und meine Worte als mögliche Wahrheit in Betracht ziehst, sendest du eine Botschaft an Millionen anderer Spezies im Kosmos.

Du bist ein mächtiges Wesen. Du warst es schon immer.

Höre auf, zu glauben, dass du nicht liebenswert bist, dass du leiden oder sterben musst. Lass die Medien und offiziellen Berichte los und vertraue deinem Herzen. Fühle die Wahrheit deiner Größe.

Öffne dein Herz und deine Liebe wieder für dich selbst. Beginne dich selbst zu lieben, denn du bist liebenswert.

Du besitzt das volle Potenzial, deine genetische Veranlagung zu aktivieren, sobald du aufhörst zu glauben, dass du begrenzt bist.

Selbst wenn du mit einem körperlichen Zustand geboren wurdest, der nicht ideal erscheint, ist der einzige Grund, warum dein Körper nicht in voller Schönheit erstrahlt, die Illusion, dass du nicht *schön* bist, dass du *begrenzt* oder *unvollkommen* bist.

Das ist nicht wahr.

Unter all den Lügen und den Glaubenssätzen, die du übernommen hast, liegt das ungenutzte Potenzial deiner genetischen Veranlagung.

Es ist an der Zeit, es zu aktivieren, und das kannst du, indem du beginnst, dich selbst zu lieben.

Wenn du dich annimmst und deine Menschlichkeit umarmst, erhält dein Körper die Chance, sich zu regenerieren und die volle Bandbreite deiner genetischen Veranlagung zu aktivieren.

Du bist nicht begrenzt.

Bitte spüre meine Worte und lass dich nicht von Gedanken täuschen, die behaupten, es sei nicht so einfach. Das ist eine weitere Schicht der Hypnose. Es ist tatsächlich einfach. Entscheide dich dafür, dich selbst zu lieben.

Entscheide dich dafür, dich als kraftvolles Wesen zu betrachten.

Bitte – *es ist an der Zeit.*

Lass dieses Wissen in dir erblühen und richte deine Aufmerksamkeit auf die Liebe für dich selbst und auf deine eigene Wahrheit.

Es wird einen Moment in den kommenden Jahren geben, vielleicht schon im nächsten Jahr, in dem die einzige Wahrheit jene deines Herzens sein wird.

Die Wesen von oben, deine Sternenfamilie, wie ich sie nenne, sind nicht hier, um dich zu retten oder das System für dich zu ändern.

Die Verantwortung liegt bei dir.

Du musst die Veränderung sein, die du in der Welt sehen möchtest. Ich bin überzeugt, dass du es schaffen kannst.

Ich werde dich auf diesem Weg begleiten und mich für die Freiheit dieses Planeten einsetzen.

Aber du musst dich von den Illusionen und der Hypnose, die das kollektive Bewusstsein bedecken, befreien.

In den kommenden Wochen und Monaten werde ich weitere Informationen teilen, denn ich möchte, dass du, deine Kinder und die nachfolgenden Generationen in einer freien Welt leben können.

Aktiviere dein Herz für dich selbst und erkenne die Größe des Menschen, der du bist. Ich würde mich freuen, wenn du dieses Video teilen würdest, falls es für dich stimmig ist.

Deine Gedanken und Kommentare sind ebenfalls willkommen.

Ich wünsche dir aus tiefstem Herzen, dass du erkennst, dass du alles in dir trägst, um ein glückliches Leben zu führen, und der Schlüssel dazu liegt in deinem Herzen.

Öffne es für dich selbst und für all die anderen Seelen, die ihren eigenen Weg gehen. Du bist nicht allein.

Wir sind hier in großer Zahl. Die Erde ist bevölkert von Hybriden und Wesen aus dem Kosmos, die sich hier aufhalten.

Die Grenze zwischen außerirdischen Wesen und Menschen ist nicht klar. Aber du trägst die Verantwortung.

              Wir können dich nicht retten.

Du bist der Schlüssel zur Veränderung, die du in der Welt sehen möchtest. Du bist das Licht für diesen Planeten und für all jene, die ihn mit dir teilen.

Wir sind hier, um dich zu begleiten, aber es liegt an dir, diese Veränderung mit deinen Entscheidungen einzuleiten.

Treffe deine Wahl.

Liebe.

Freiheit.

Löse dich von Begrenzungen.

Sei die Veränderung, die du dir wünschst.

Die Zeit ist gekommen, und ich danke dir von Herzen, dass du zuhörst und hier bist.

Ich danke dir für jeden Moment, in dem du dein Herz für dich selbst öffnest.

Ich danke dir für deinen Mut, dein Licht zu entfachen und deine innere Welt zu erkunden.

Ich danke dir für deine Größe und Stärke, denn ich erkenne deine Seele und sehe das volle Potenzial.

Ich glaube an dich.

Ich ehre dich.

Ich *liebe* dich.

Und ich danke dir, wenn du diese Botschaft teilst, wo immer du kannst.

Lass uns denen, die die Kontrolle haben, zeigen, zu welchen Taten wir fähig sind, wenn unser Herz geöffnet ist.

Lass uns *Liebe* sein.

Lass uns *frei* sein.

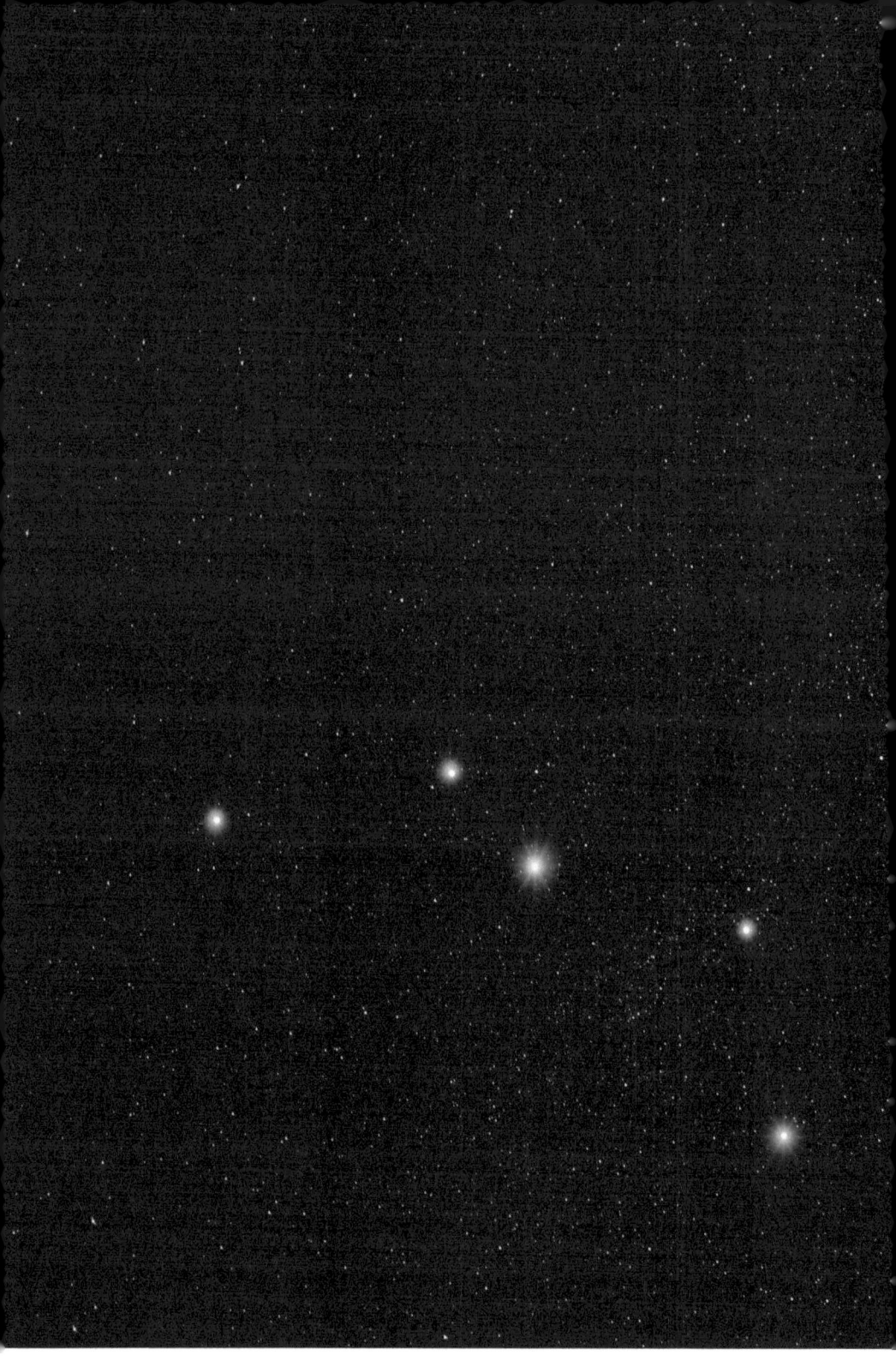

## Kapitel 3

# Genetic Tempering

Du hingegen wurdest *nicht* von ETs erschaffen.

Die ETs haben dich nicht in Labors erschaffen und als Mensch kreiert. Du bist Angehöriger einer Spezies.

Menschen sind eine galaktische kosmische Spezies, die in der gesamten Galaxie vorkommt und zufällig auch auf der Erde angesiedelt ist. Das geschah schon vor vielen hunderttausend Jahren.

Auf der Erde haben sie Zivilisationen gegründet, die aufgestiegen und gefallen sind, sich entwickelt haben und wieder in die Sterne und auf ihre ursprünglichen Planeten zurückgekehrt sind.

Einige haben die Erde verlassen und neue Planeten besiedelt.

Dann kamen wieder Menschen und gründeten erneut Zivilisationen, stiegen auf, verließen den Planeten oder fielen zurück.

Das alles existiert gleichzeitig, weil es als potenzielle Energie permanent existiert und nicht existiert.

Da du dich permanent selbst erschaffst, indem du ohne Gene und Enerige beginnst und Bewusstsein hinzufügst, ist die Genetik einfach der Vermittler für dein Bewusstsein.

Du bist also der Schöpfer deines Körpers.

## Was bedeutet 5-D?

Dimensionen existieren nicht in Hierarchien, wie oft angenommen wird. Wir können sie als ein Spektrum von Frequenzen betrachten.

Alles außerhalb der Erde ist in einem fünfdimensionalen Spektrum, auch unsere materielle Welt.

Auf der Erde erleben wir ein künstlich begrenztes Bewusstseinsspektrum, das als 3-D bekannt ist, wie ein Filtersystem, das unsere Wahrnehmung beschränkt und uns daran hindert, das komplette Bild zu sehen.

Je mehr wir jedoch wahrnehmen können, desto höher schwingen wir und befinden uns in höheren Dimensionen des Bewusstseins.

Die fünfte Dimension ist kein spezifischer Ort, sondern vielmehr ein Bewusstseinsstadium, das die Norm sein sollte.

Kinder und Tiere befinden sich bereits auf dieser Ebene, während der Mensch oft durch seine Selbstbegrenzung in einem niedrigeren Bewusstseinsspektrum bleibt.

Durch die Erweiterung unserer Wahrnehmung navigieren wir in höhere Dimensionen.

Es geht also darum, unsere Wahrnehmung zu erweitern und uns aus begrenzten Denkmustern zu befreien.

Je weniger ich wahrnehme, desto niedriger sind mein Bewusstsein und meine Kapazität, Frequenzen und Sequenzen zu verarbeiten.

Dadurch schwinge ich auf niedrigeren Ebenen und befinde mich in einer begrenzten Perspektive, Dimension.

Alles existiert im 5-D-Spektrum, auf der Erde und in der gesamten materiellen Welt.

Die Wahrnehmungskapazität des Individuums ist jedoch begrenzt, solange es glaubt, begrenzt zu sein.

Wenn diese Grenzen fallen und sich die Wahrnehmung erweitert, navigiere ich in höhere Bewusstseinsebenen.

Mein Verstand wird fähiger, mehr zu verarbeiten, was zu einer Erhöhung meiner Wahrnehmung und Reflexionsfähigkeit führt.

So entwickle ich mich mehr und mehr in Richtung Fünfdimensionalität.

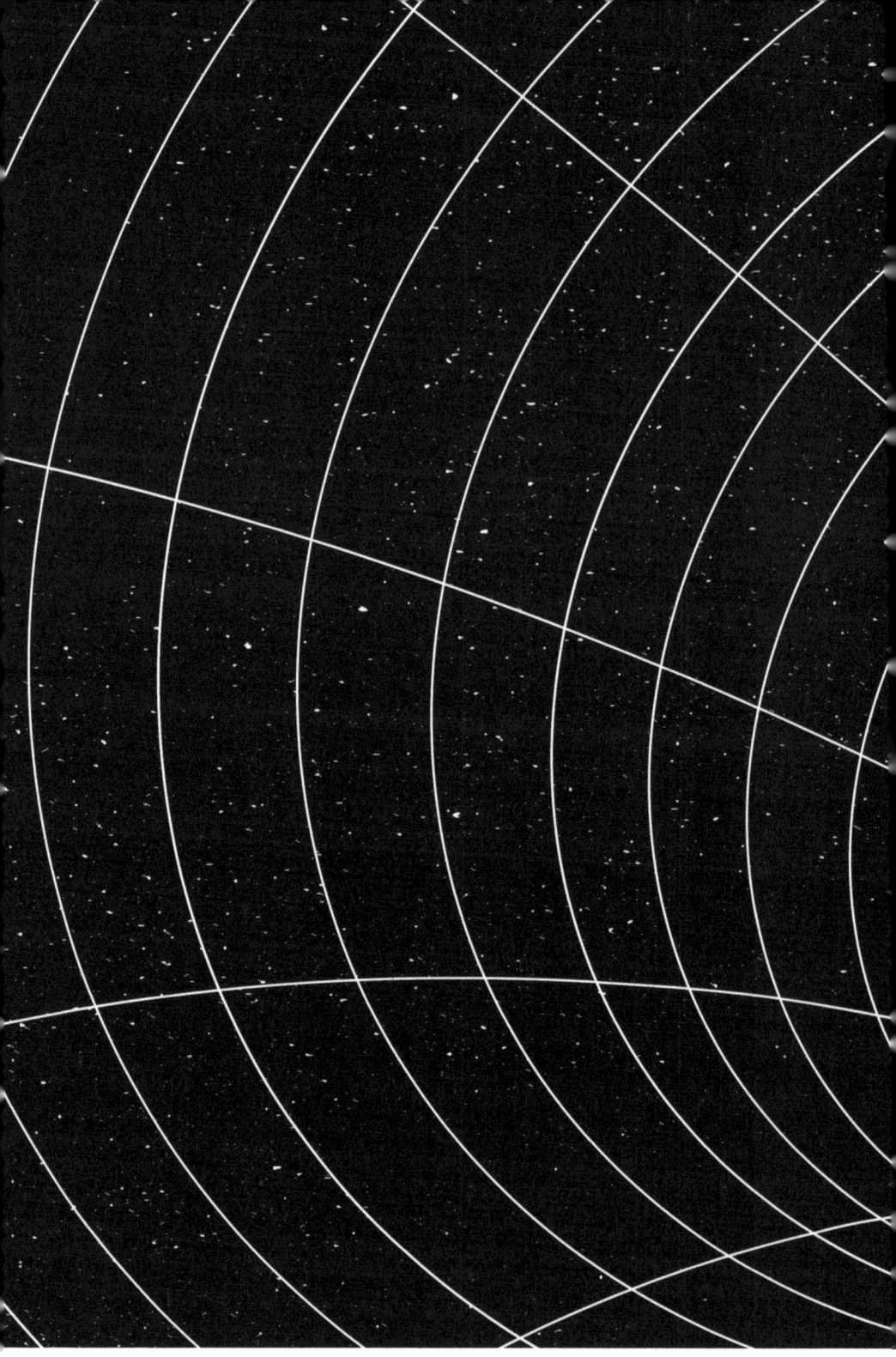

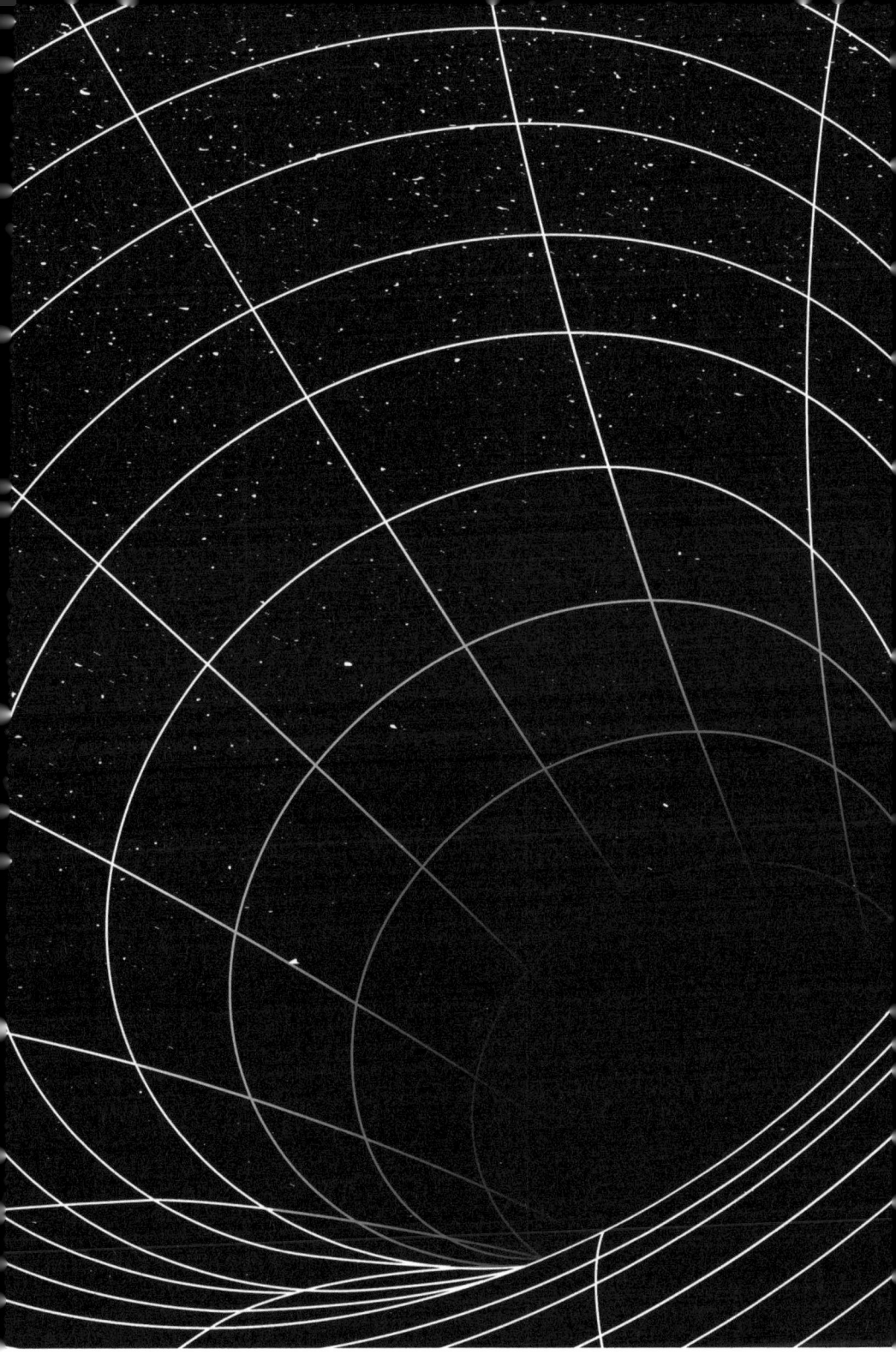

Die fünfte Dimension ist kein bestimmter Ort, sondern ein Bewusstseinszustand, der uns ermöglicht, Frieden und Licht in uns selbst zu finden, ganz gleich, wie wir es nennen.

Die fünfte Dimension ist eigentlich der normale Bewusstseinszustand. Kinder und Tiere existieren auf dieser Ebene.

Es ist nur der Mensch, der sich aufgrund seiner Selbstlimitierung in einem niedrigeren Frequenz- und Bewusstseinsspektrum befindet.

Wenn ich von 5-D spreche, verwende ich es als Referenzpunkt, um Menschen eine Orientierung zu geben.

Dieser Begriff ist in der New-Age-Community verbreitet, wird aber oft falsch verstanden.

Ich nutze ihn, um den Verstand darauf hinzuweisen, in welchem Wahrnehmungsspektrum wir uns gerade befinden oder welches Wahrnehmungsspektrum ich anspreche.

Es ist wichtig zu verstehen, dass der Kosmos nicht hierarchisch strukturiert ist und es keine festgelegten Dimensionen gibt.

Alles ist miteinander verwoben und existiert als konstante Frequenz.

In 5-D gibt es Schulen, in denen erklärt wird, dass sich Lyra-Spezies erschaffen haben, dann kamen die Reptiloiden und lösten eine große Expansion aus.

Außerdem gibt es noch andere Rassen mit Ursprung auf anderen Planeten. Die eigentliche Wahrheit, die ich heute in dir aktivieren möchte, geht jedoch weit über das hinaus, was in 5-D gelehrt wird.

Du erschaffst dich permanent selbst.

Du fällst aus dem Nullpunkt der Gene und Energie und erschaffst ständig deinen Körper neu basierend auf deinen Konzepten, Ideen und Glaubenssätzen.

Du bist also permanent im Prozess der Erschaffung.

## Bist du überhaupt jemals geboren worden?

Das war eine Idee, ein Konzept.

Siehst du jetzt genauso aus wie bei deiner Geburt?

Wahrscheinlich nicht.

Du erschaffst deinen Körper ständig neu, und die Wissenschaft bestätigt das.

Zum Beispiel dauert es nur drei bis vier Jahre, um ein Herz oder eine Lunge von der ersten bis zur letzten Zelle zu erneuern.

Altern ist eine Illusion und nur ein Konzept, dem du folgst.

Genauso wie der Tod.

Wenn du verinnerlichst, dass du alles erschaffst, dass du ein Schöpferwesen bist, das seine Atome und DNA strukturiert, dann wird das Altern zu einem Spiel und Krankheit ebenfalls.

Du bist nicht begrenzt, nur weil du ein Mensch bist, aber dein Verstand kann es sein. Diese Herausforderung gilt es zu durchbrechen und zu verstehen.

Das ist der Grund, warum du hier bist.

Du brauchst niemanden, der dir hilft. Du brauchst keine außerirdische Technologie. Alles, was du benötigst, ist in dir.

Das ist, was ETs von Menschen sehen wollen, das ist, was ich von *dir* sehen möchte. Dass du erkennst, dass du in keiner Weise begrenzt bist.

Das ist ein großartiger Anfang, um Teil der galaktischen Gemeinschaft zu werden. Je mehr Menschen dies begreifen, desto schneller wird die Integration geschehen.

Das ist der Grund, warum du hier bist. Nicht nur, um jetzt sofort Kontakt aufzunehmen und Raumschiffe zu sehen, sondern um aufzuwachen und in deine eigene Kraft zu treten.

Wichtig ist, dass wir heute den Samen pflanzen, dass du dich permanent selbst erschaffst, dass du alles kreierst und auch den ET-Kontakt erschaffen hast, der früher oder später stattfinden wird.

Du hast die gleiche DNA, und wenn sich daran nichts ändert, liegt das an deinem Bewusstsein.

Das bedeutet, du benötigst keine außerirdische Technologie, um deine zwölf Stränge wiederherzustellen.

Du kannst dies selbst tun, indem du deine verschiedenen parallelen Leben in dein Bewusstsein holst und in dich als Mensch integrierst.

Aber das funktioniert nicht, wenn du nach draußen fliehst und sagst: »Ich bin nur noch dies oder das.«

Du musst dich als den Menschen sehen und anerkennen, der du bist, damit du die DNA aktivieren kannst.

Erinnere dich als den Menschen, der du bist, damit du in der Lage bist, die DNA zu aktivieren.

Du musst alles, was du bist, als Mensch integrieren und aufhören, Teile von dir auszuschließen.

Selbst die grummelige Person an einem Montagmorgen gehört zu dir. Alles, was du bist, bist du. Fang an, dich selbst anzunehmen und zu integrieren.

Das ist bereits ein Schritt in die richtige Richtung. Wir möchten sehen, dass du beginnst, dich selbst als wertvoll zu betrachten, mit all deinen Facetten.

Egal, ob du gut gelaunt bist oder schlecht, ob du etwas gut kannst oder nicht. Wir möchten, dass du alles, was du bist, als wertvoll ansiehst und in dein Menschsein integrierst.

Wir möchten, dass du vollständig *Ja* zu deinem Menschsein sagst. Denn wenn du eines Tages Kontakt mit den Leuten von oben aufnimmst, wirst du feststellen, dass es auch nur Menschen sind.

Die ETs weinen, gehen auf die Toilette, essen, haben Politik, Handel und sogar Militär. Ja, auch sie haben Beziehungskrisen, allerdings auf eine andere Weise als hier auf der Erde.

Sie haben ein höheres Bewusstsein und wissen, dass sie alles selbst erschaffen müssen.

Aber auch sie sind nur Menschen.

Also beginne damit, erst einmal mit *deinem* Menschsein zurechtzukommen.

# Der Nullpunkt

Der Nullpunkt bezeichnet den Moment, in dem alles, was existiert, entsteht. Es ist der Zeitpunkt, an dem die Präsenz des Kosmos einsetzt und sich von »Ich bin präsent« zu »Ich existiere« wandelt.

Der Nullpunkt markiert den Beginn, wenn kreative Energien in die Existenz eintreten und der Fluss der Kreation beginnt.

Dabei entsteht eine Frequenzharmonie ähnlich einer stehenden Welle, und eine neue Wahrnehmungsperspektive wird geboren. Gleichzeitig wächst aus diesem Nullpunkt heraus Licht.

Die Manifestation von Licht in der Kreation führt zur Entstehung von Elektromagnetik und Gravitationskraft. Diese sind Symptome des Flusses des Bewusstseins, der von »Ich existiere« und der Kreativenergie erzeugt wird.

Im Vergleich zu dem, was die Wissenschaft bisher weiß, werden Masse, Gravitationskraft, Kreativenergie (Bewusstsein) und Elektromagnetik in Anwesenheit von Licht erschaffen. Gravitation ist daher ebenso wie Masse ein Symptom dieses Prozesses.

Gravitation entsteht nicht aufgrund der Existenz von Masse, Masse existiert aufgrund der Präsenz von kreativer Energie.

Durch die Präsenz der Gravitation formen sich kontinuierlich Partikel aus dem Nullpunkt heraus. Um diese zu formen und zu erhalten, bedarf es der Anwesenheit von Bewusstsein, also der Seele.

Um kontinuierlich Masse aus diesem Nullpunkt zu generieren und um diese zu formen – sei es für die menschliche Erfahrung oder für jedes andere bewusste Wesen, das seine Existenz begreift – ist es erforderlich, dass ich mich in ein Spektrum von Realitäten, Ideen und Konzepten begebe.

Das bedeutet, ich definiere meinen Lebensraum, meine Lebensweise, meine Weltanschauung, meinen Körper und die Strukturen, in denen ich mich bewegen möchte.

Dadurch entsteht eine stehende Welle der Wahrnehmung. Der gesamte Kosmos ist Frequenz, Harmonie und Klang.

Es ist möglich, den Kosmos mathematisch zu erfassen, da er berechenbar ist.

Basierend auf meinen Mustern, Ideen, Konzepten und Illusionen sowie Wünschen bewege ich mich oder bewegt sich der Kosmos durch mich hindurch.

Alles, was meinen Erwartungen, Ideen und Konzepten hinsichtlich der Frequenz ähnelt, unterstützt mich dabei, die materielle Welt aufrechtzuerhalten und zu strukturieren.

Das bedeutet, dass eine Veränderung meiner Wahrnehmung auch meine haltenden Strukturen – wie Ideen, Konzepte, Glaubenssätze und so weiter – wandelt, was sich buchstäblich auf die Realität auswirkt, in der ich existiere.

Der gesamte Kosmos beginnt, sich anders zu manifestieren.

Ein Stuhl wird als solcher betrachtet, weil ich die Übereinkunft getroffen habe, dass es sich um einen Stuhl handelt.

Ein Stuhl ist immer ein Stuhl für alle Wesen, die einen Hintern und Beine haben.

Für eine Katze ist ein Stuhl vielleicht ein weiteres Bett, während für eine Ameise ein Stuhl wie ein Berg erscheinen mag. Die zentrale Frage lautet also: Wie betrachte ich meine Welt?

Ein Glas wird als solches betrachtet, weil ich Hände habe und Flüssigkeiten in Gefäße bringe, um sie zu mir zu nehmen. Eine Hand wird als Hand erkannt, weil ich weiß, dass sie Finger hat.

All dies beruht auf Übereinkünften, die ich getroffen habe.

Wenn ich die Realität in ihrer Tiefe verändern möchte, muss ich meine Übereinkünfte, Ideen und Konzepte darüber, wie meine Welt ist, grundlegend überdenken.

Schließlich gelangt man zu einer zentralen Frage: Existiere ich? Existiert der Kosmos wirklich, oder sind letztendlich nur der Gedanke und die daraus resultierende Illusion von *Raum*, *Zeit* und *Materie* vorhanden?

Diese Illusion wird durch Frequenzharmonien geformt, die mit meinen Gedanken übereinstimmen. Wer das versteht, hat die Kontrolle über den Kosmos und die Realität in seinen Händen.

Wer über Herz-Kohärenz und die tiefe Verbindung mit dem Kern der Schöpfung, mit der Seele und mit allem, was aus dem Nullpunkt entsteht, Bescheid weiß, kann durch verschiedene Welten navigieren und von Beschränkungen befreit sein.

Das ist es, was ich in diesem Buch vermitteln möchte: das Wissen, wie man navigiert, wie man die Welt und den Kosmos erschafft und wie man zum Kern zurückkehrt – nicht zum Kern des Verstandes oder zu dem, was der Verstand denkt, denn der Verstand erschafft keine Gedanken.

Er dient dazu, die Gedanken der Seele und des Existenzspektrums, das ich kontinuierlich erschaffe, zu *erfahren* und zu *interpretieren*.

Doch der Verstand denkt niemals die Welt.

Im nächsten Kapitel schauen wir uns die Zeitmomente genauer an.

Kapitel 4

# Zeitlinien und Zeitmomente

In der spirituellen Welt wird oft von Zeitlinien gesprochen, als gäbe es nur eine einzige.

In Wirklichkeit gibt es unzählige, und für jedes Individuum existieren gar mehrere.

Du bist nicht nur ein Einzelwesen, sondern Teil eines größeren Kollektivs, das durch deine Gedanken, Energie und Überzeugungen beeinflusst wird.

Du bildest ein Kollektiv aus dir selbst, all deinen Aspekten und Versionen.

Zusätzlich dazu bildest du als Individuum ein Kollektiv von verschiedenen Versionen deiner selbst.

Du existierst in verschiedenen Stimmungen, Zuständen und Facetten, auf verschiedenen Ebenen und in verschiedenen Frequenzen.

Dies wiederum bildet ein eigenes Kollektiv deiner selbst, deines Partners, Kindes oder Kollegen.

Jeder von uns hat eine Seele, die sich in Kollektive aufteilt.

Deine Hauptaufmerksamkeit bestimmt, in welchem Moment des Quantenfeldes du dich befindest, und dort sind alle deine Gedanken, Überzeugungen und Meinungen präsent.

Unser gegenwärtiges Kollektiv durchlebt gerade eine Art Wandel und stellt bestehende Systeme in Frage, sei es im Gesundheitswesen, in der Wirtschaft oder bei der Arbeit.

Dieser Wandel beginnt in jedem von uns und spiegelt sich im äußeren Kollektiv wider.

Die Idee von linearen Zeitlinien verschwindet, da alles miteinander vermischt ist.

Stelle dir vor, du würdest alle möglichen Zeitlinien, Momente, Schichten und Frequenzen in einen Mixer geben, so wie Gemüse, Nüsse und Wasser.

Das ist die Realität.

Wir sprechen nicht mehr von Zeitlinien, sondern von Momenten, Inseln oder Fokuspunkten. In jedem Moment sind wir eine stehende Welle im Quantenfeld.

Diese kann bewegt und ihre Frequenz erhöht werden, was als Ascension bezeichnet wird. Wir reinigen alte Konzepte, treffen neue Entscheidungen und erhöhen unser Bewusstsein.

Dadurch bewegen wir uns in andere Momente und Zeitpunkte des Quantenfelds, die unterschiedliche Qualitäten haben.

Obwohl es Momente geben kann, in denen du dich auf und ab bewegst oder schlechte Tage hast, geht die Entwicklung konstant nach oben.

Du *wächst*, erweiterst dein Bewusstsein und fühlst dich vielleicht manchmal, als würdest du Rückschritte machen, aber insgesamt steigst du stetig auf.

Wenn du zurückschaust, wirst du feststellen, wie weit du gekommen bist und wie sich deine Ideen sowie Ansichten im Laufe der Zeit verändert haben.

Es geschieht alles gleichzeitig und deine Aufmerksamkeit bestimmt, welchen Moment des Quantenfelds du erlebst. Das ist die wahre Natur unserer Realität.

Wenn wir über die spirituelle Welt sprechen, hören wir oft von Zeitlinien und der Idee, dass die Zeit linear verläuft. Tatsächlich ist die Realität komplexer.

Es gibt viele verschiedene Zeitlinien, und jede Person hat ihre eigenen. Deine Entscheidungen und Gedanken beeinflussen, auf welcher Zeitlinie du dich befindest.

Stell dir vor, du stehst am Anfang einer Linie, die sich in viele Richtungen erstreckt. Deine Entscheidungen und Frequenzen lassen dich von einer Linie zur nächsten springen.

Wenn du dich entscheidest, heute mit dem Fahrrad zur Arbeit zu fahren, springst du auf eine andere Zeitlinie als wenn du das Auto genommen hättest.

Manchmal erhalten wir Inspirationen oder Downloads von höherdimensionalen Energien, die uns zu besseren Entscheidungen führen.

Diese Momente des Wandels und der Verbesserung sind wie Sprünge zu höheren Frequenzen oder Momenten innerhalb der Quantenrealität.

Denke daran, dass die Zeitlinien in deinem Bewusstsein existieren.

In Wirklichkeit gibt es keine physische Distanz, die du überwinden musst, sondern es geht um die Frequenz, die du bist, und deine Gedanken und Überzeugungen.

Dieses Verständnis hilft, die Idee der Zeitlinien zu überwinden und die Realität als Abfolge von Momenten oder Momentums zu sehen.

Wenn du dich in einer Realität befindest, die dir nicht gefällt, kannst du Schattenarbeit leisten, um die negativen Gedanken und Überzeugungen, die dich dorthin geführt haben, zu transformieren.

Du kannst Herz-Kohärenz nutzen und Heilenergie senden, um diese Realität zu bereinigen.

Dadurch kannst du dein Unterbewusstsein betreten und die alten Glaubenssätze loslassen, um eine neue Realität zu wählen, die besser zu dir passt.

Dies ist der Weg zu einer neuen Realität, in der verschiedene Möglichkeiten real werden können.

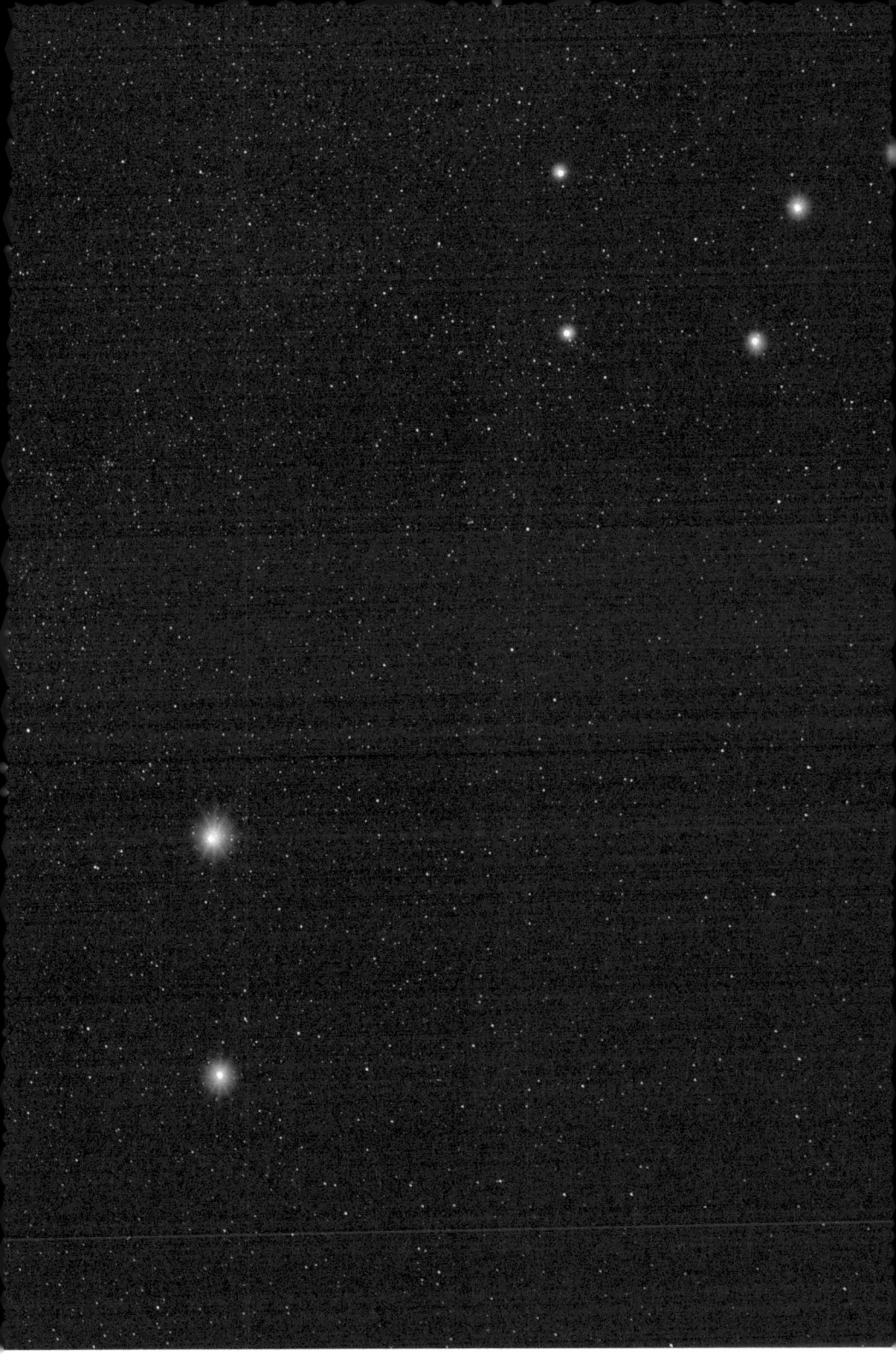

Kapitel 5

# Kosmisches Bewusstsein, Wissen, Metaphysik

In diesem Kapitel werden wir in die Welt der Zeitlinien und Realitäten eintauchen.

Falls du von diesen Themen noch nie etwas gehört hast, empfehle ich dir, deinen metaphorischen galaktischen Sicherheitsgurt anzulegen, denn es wird aufregend, wenn wir uns durch die Zeitlinien bewegen.

Während du diese Zeilen liest, könntest du möglicherweise Verschiebungen im quantenmechanischen Feld spüren.

Das kann dazu führen, dass dir schwindelig wird, du Durst bekommst oder körperliche Temperaturveränderungen spürst.

Das ist alles völlig normal und Teil der energetischen Arbeit, die wir hier leisten.

Nimm die Inhalte mit offenem Herzen an und erlaube deinem Verstand, sich zu entspannen.

Setze dich auf die metaphorische Couch und erlaube der magischen Reise durch das Quantenfeld, sich zu entfalten. Es ist nicht notwendig, alles sofort zu verstehen.

Dein Verstand wird über die nächsten Wochen ›nachziehen‹, die Informationen vom Herzen aufnehmen und sie erklären.

Einige der Konzepte, die wir besprechen werden, könnten anfangs *herausfordernd* sein und ich möchte, dass du deinem Verstand erlaubst, die Informationen nach und nach zu *integrieren*, anstatt krampfhaft zu versuchen, alles auf einmal zu verstehen.

Bevor wir in die Metaphysik der Zeitlinien und Realitäten eintauchen, lade ich dich ein, gemeinsam mit mir dein Herz zu öffnen und dich darauf einzulassen.

Nimm ein paar tiefe Atemzüge durch die Nase und fokussiere dich auf dein Herz.

Dann atme durch den Mund aus. Mache bewusste Atemzüge in deinem eigenen Rhythmus, durch die Nase ein und durch den Mund aus.

Setze dir das Ziel, dass alles, was normalerweise deinen Tag steuert und versucht, alles zu verstehen, jetzt in dein Herz gelangt.

Du kannst dir vorstellen, dass du wie ein Kind in deinem Herzen sitzt. Wir bauen ein Netzwerk, um dich zu unterstützen und zu stabilisieren, damit die Energien dir zum höchsten Wohl dienen.

Ich lade dich ein, dich weiterhin auf dein Herz zu fokussieren und die Absicht zu setzen, deinen Verstand, dein Bewusstsein und dein Ego vollständig in dein Herz aufzunehmen. Verbinde dich mit dem Herz-Bewusstsein.

Das Herz hat ebenso wie das Gehirn wichtige Neuronen, es ist dein erstes Gehirn.

Du kannst diese Neuronen wieder mit deinem Herzen verbinden.

Ermögliche eine vollständige Verschmelzung mit deinem Herzen, so dass du all das Wissen, das wir teilen, über dein Herz-Bewusstsein aufnehmen kannst.

Dein Herz wird ein Teil dieses Bewusstseins und teilt sein Wissen in Liebe mit deinem Verstand.

Dieser lernt am besten vom Herzen, wenn er im Einklang mit ihm ist.

Spüre, wie sich dein Energiefeld verändert, wenn du diese Übung machst. Höre, wie sich dein Energiefeld und dein Nervensystem entspannen, wenn du dich mit deinem Herzen verbindest.

Ich lade dich ein, in diese Energie all den Stress, die Anspannung dieser Woche und der letzten Zeit einfach in dein Herz loszulassen.

Denn dein Herz kann, wenn du loslässt, auch Lösungen zu dir bringen. Lenke dann deine Aufmerksamkeit auf dein Wurzelchakra, um dich zu erden.

Es scheint, als bräuchtest du noch etwas Erdung, um vollständig im Support zu sein.

Die Energien können dir im vollen Spektrum dienen. Fokussiere dich jetzt auf dein Wurzelchakra und erlaube, dass es sich öffnet, während du dich mit der Erde verbindest und überschüssige Energien über die Wurzel ableitest.

Du kannst dich nicht nur mit der Erde verbinden, sondern auch mit ihrem kristallinen Herzen.

Spüre, wie sich das kristalline Herz von Gaia anfühlt und wie es dir hilft, dich noch mehr mit deinem eigenen Herzen zu verbinden.

Atme in das kristalline Herz von Gaia und gleichzeitig in dein eigenes Herz ein, während wir alle deine parallelen Versionen in die Präsenz integrieren.

In diesem Moment lade ich dich ein, alle Aspekte deiner Seele, die dieses Wissen benötigen, mit einzubringen, damit sie ebenfalls hören, fühlen und verstehen können.

Atme tief ein und lasse die Präsenz deiner verschiedenen Seelenanteile und parallelen Inkarnationen zu. Wir sind jetzt bereit zum Start.

Du kannst deine Augen öffnen und beginnen.

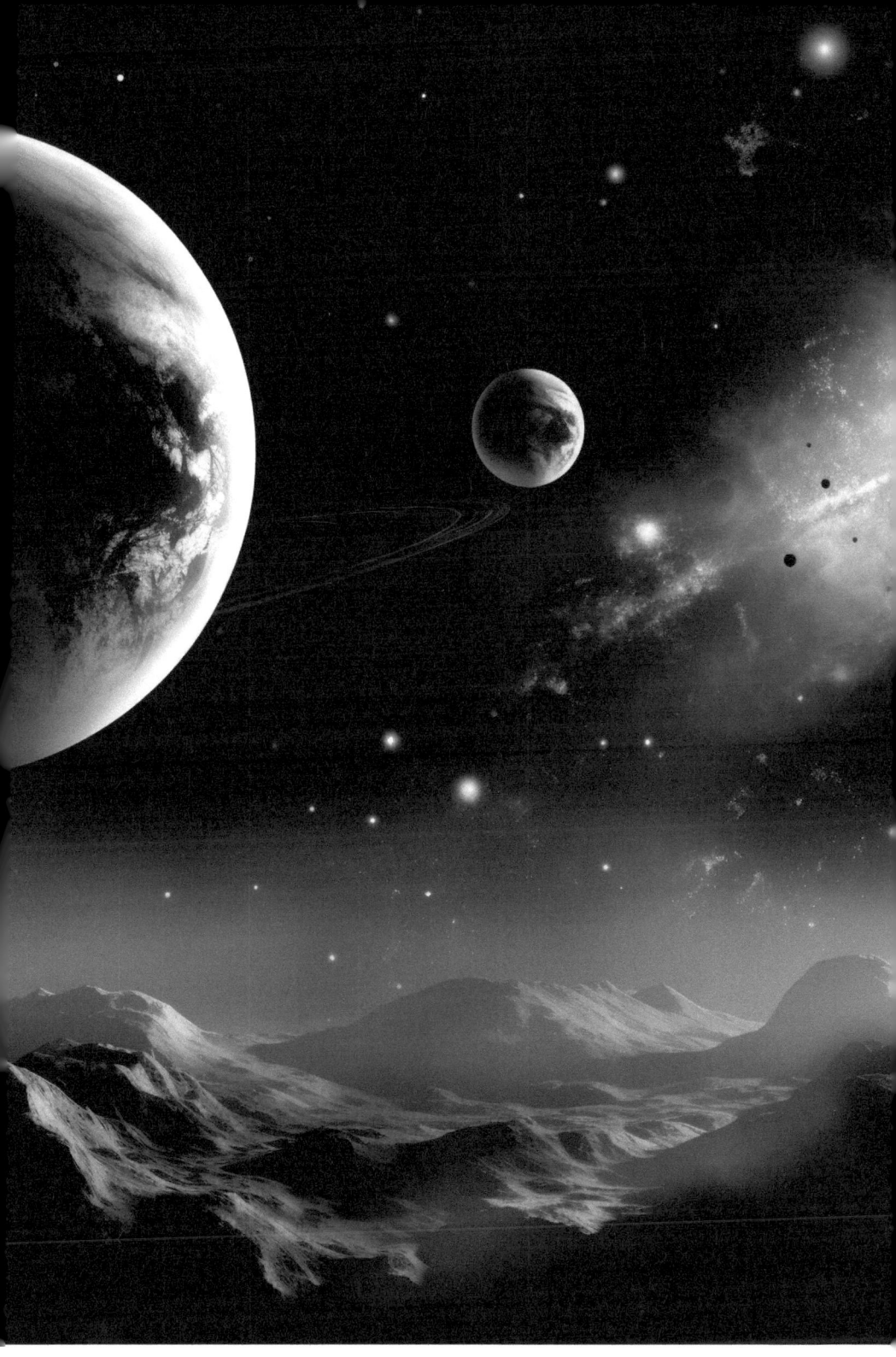

# Warum wird Zeit linear wahrgenommen?

Du bist Bewusstsein. Bewusstsein existiert immer und wird immer existieren.

Doch dieses Bewusstsein nimmt verschiedene Formen an, einen Avatar.

Dieser existiert jetzt in deiner menschlichen Erfahrung und ist mit verschiedenen Vorlagen, Aspekten, Gedanken und Strukturen ausgestattet, aber auch mit Begrenzungen.

Als Mensch gehören Begrenzungen zur Erfahrung, dazu kommt auch, dass du nicht genau weißt, was Zeit ist, wie die Seele oder wie der Kosmos funktioniert.

Das ist alles Teil des menschlichen Erlebens und es gibt niemanden, den du dafür verantwortlich machen kannst. Es ist keine Schuld, sondern ein integraler Teil der menschlichen Erfahrung.

Die Menschheit begann jedoch, das Konzept der Zeit besser zu verstehen, indem sie die Himmelskörper wie Planeten und die Sonne beobachtete.

Sie erkannte wiederkehrende Rhythmen und Zyklen und nannte diese *Zeit*.

Zeit wurde als Zyklus wahrgenommen, zumindest aus menschlicher Perspektive.

Menschen begannen, die Zeit in *Sekunden, Minuten, Stunden, Tage, Wochen, Monate* und *Jahre* zu unterteilen, um sie zu synchronisieren und die Erde in verschiedene Zeitzonen einzuteilen.

Dies geschah basierend auf dem Sonnenaufgang und -untergang und erschien logisch, da der Mensch in einer linearen Zeit existiert.

Der Mensch erlebt *Vergangenheit, Gegenwart* und *Zukunft*, da er weiß, dass es etwa einen nächsten Sommer und Winter geben wird.

Die Zeit wird auch aufgrund sichtbarer Zyklen wie Tag und Nacht oder Jahreszeiten berechnet.

Dieses Konzept der Zeit ist auf der Erde weit verbreitet und für Menschen verständlich. Es beruht auf der Wahrnehmung von Zyklen und Veränderungen. Zeit existiert jedoch auf allen Ebenen des Kosmos und kann als Bewusstsein betrachtet werden.

Dies bedeutet, dass Zeit nicht zyklisch, sondern ein Ausdruck des Bewusstseins auf kosmischer Ebene ist.

Fühle einmal in dich hinein und ersetze das Wort *Zeit* in deinem Verständnis durch *Bewusstsein*. Wie fühlt es sich für dich an, wenn du weißt, dass Bewusstsein und Zeit miteinander verknüpft sind?

Lass uns dieses Konzept weiter erforschen.

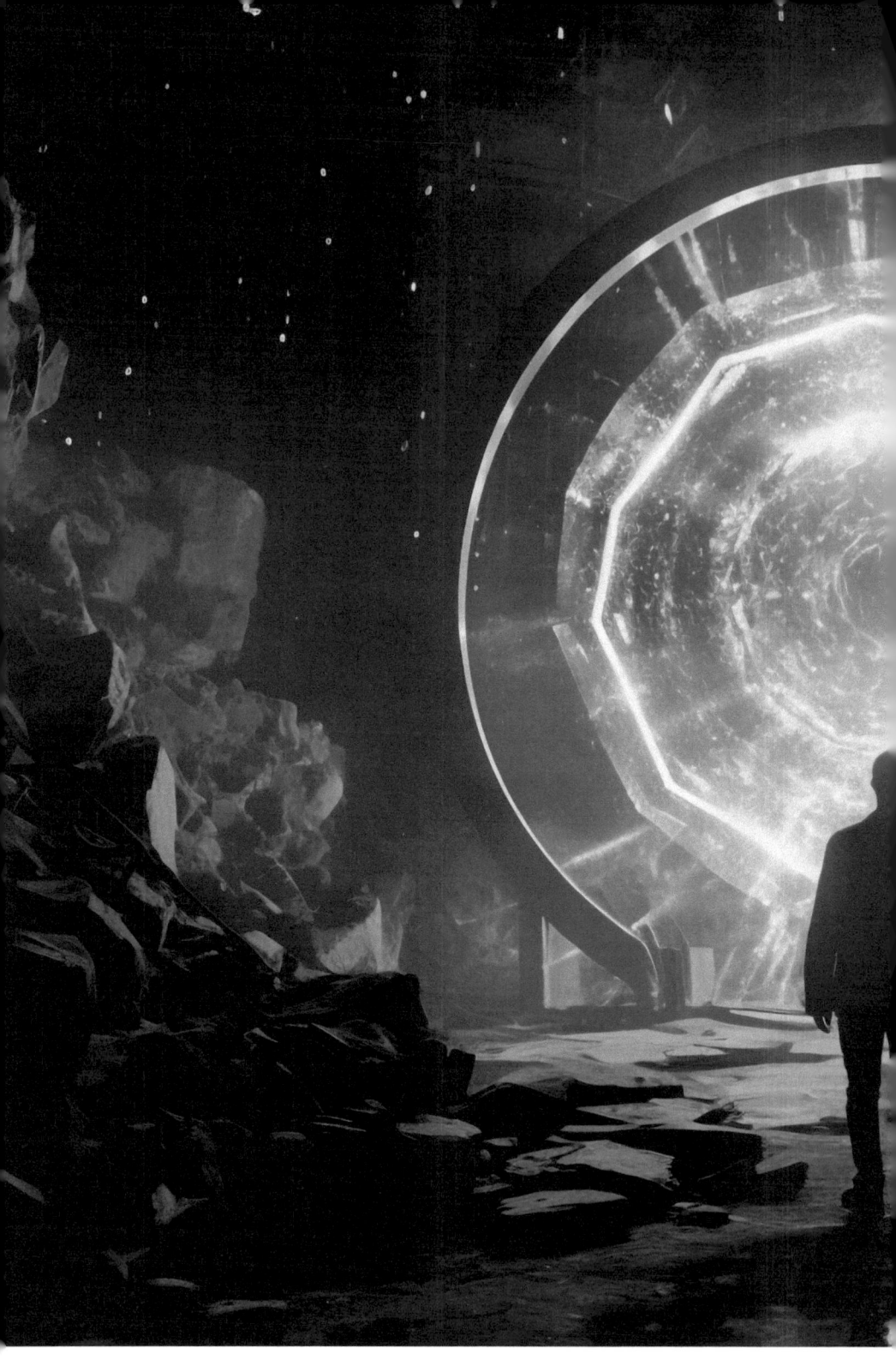

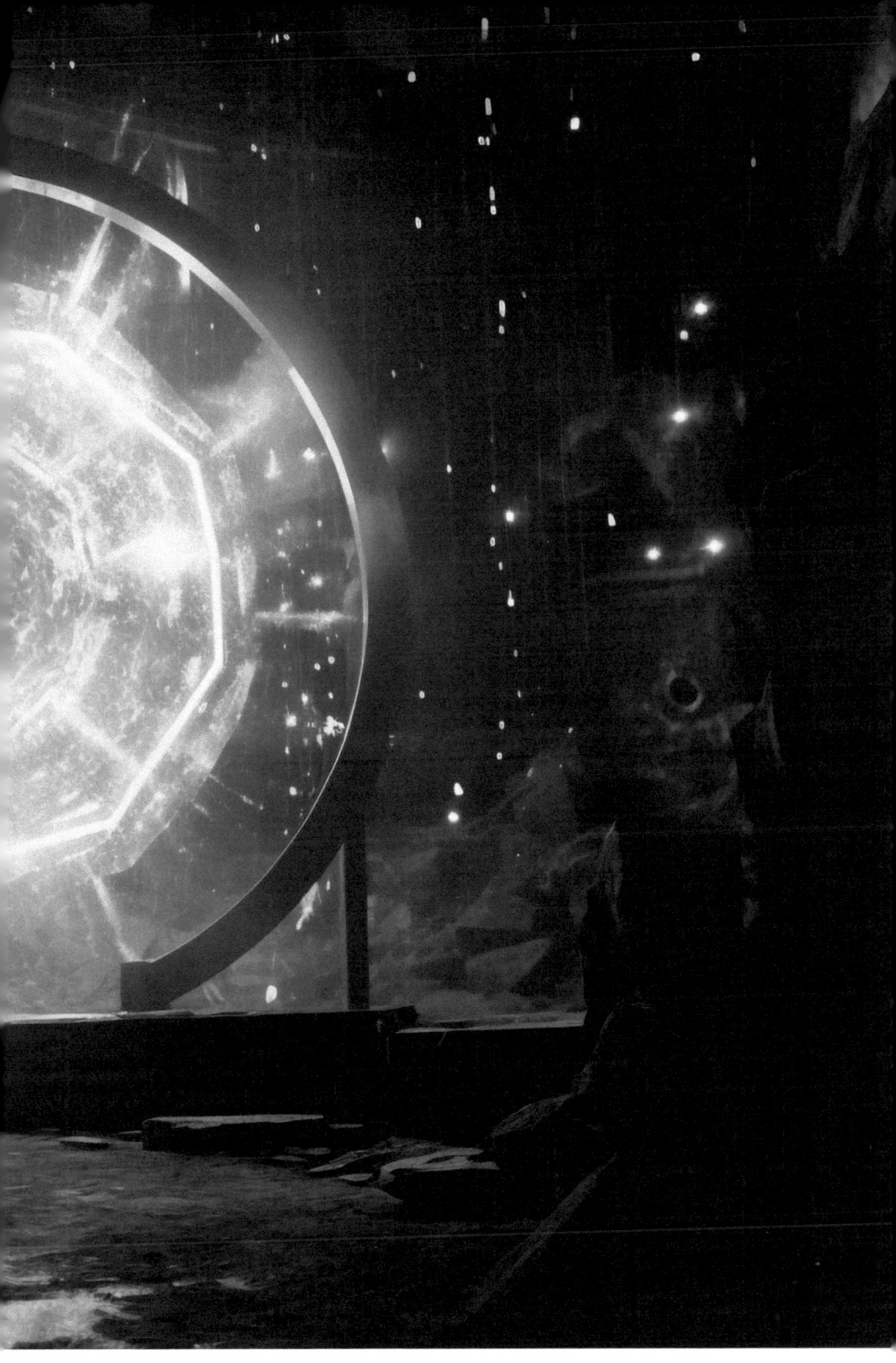

Bewusstsein wird in jedem Augenblick von dir erschaffen. Du erschaffst dein Bewusstsein, das sich von einem Moment zum nächsten entwickelt.

Doch was ist ein Moment? Wenn du die Vorstellung von Zeit reduzierst, bleibt nur die Gegenwart übrig. Wenn du Raum reduzierst, gibt es nur das Hier.

Die Gegenwart und das Hier bilden zusammen einen Moment, und dein Bewusstsein kann nur in diesem Moment existieren. Du kannst nur im Hier und Jetzt sein.

Ein Moment entsteht immer aus dem gegenwärtigen Hier und Jetzt heraus.

Wenn du in diesem Moment eine Entscheidung triffst, erschaffst du den nächsten Moment, in den du dich bewegst.

Das geschieht permanent, wenn du von einem Moment in den nächsten gehst, von einem Hier und Jetzt zum nächsten.

Diese Bewegung erzeugt die Illusion von Linearität. Du bewegst dich durch verschiedene Momente, doch das Einzige, was sich bewegt, ist dein Bewusstsein.

Es wird geformt durch verschiedene Vorlagen, Muster, Gedanken und Strukturen, die du in der menschlichen Erfahrung erschaffst oder in die du dich hineinbegibst.

Denke daran, dass nicht der Mensch eine Seele hat, sondern deine Seele das Bewusstsein eines Menschen kreiert.

Deine Seele hat das Bewusstsein des Menschen erschaffen, mit dem du dich identifizierst.

Sie navigiert durch die verschiedenen Momente von Zeit und Raum, die für dich existieren.

Nachdem deine Seele das Bewusstsein des Menschen erschaffen hat, gestaltet dieses wiederum den Menschen mit.

Es besteht also eine fortwährende kreative Beziehung zwischen der Seele und dem Menschen.

Dies bedeutet, dass die Navigation des Menschen durch Zeit und Raum, ob bewusst oder unbewusst, durch die gespeicherten Muster der menschlichen Erfahrung, das kollektive Bewusstsein und die Seele erfolgt.

Ein bewusster Mensch kann jedoch lernen, seine eigene Navigation durch Raum und Zeit zu steuern.

## Gezielt navigieren

Raum und Zeit existieren, um gezielt zu navigieren.

Erkenne, dass Zeit und Bewusstsein miteinander verbunden sind und dass Linearität nur auftritt, weil du von Moment zu Moment gehst und dich in verschiedenen Frequenzen von Raum und Zeit bewegst.

Dieses Verständnis ermöglicht es dir, die Realität auf einer tieferen Ebene zu erkunden.

Stelle dir vor, dass es verschiedene Momente gibt, die sich in einer Zeitlinie bewegen.

Manchmal sind diese violett und sie steigen nach oben: Dein Bewusstsein hängt von deiner Frequenz ab.

Wenn du als die Person, die du bist, beginnst, deine Frequenz zu erhöhen, erweiterst du auch dein Bewusstsein. Das ermöglicht dir, Zeit besser zu verstehen.

Wer Zeit versteht, kann sie auch beeinflussen.

Wenn du Zeit kontrollieren und verstehen kannst, beginnst du, Realitäten zu navigieren.

Das eigentliche Ziel ist nicht nur, zwischen verschiedenen Zeitlinien zu wechseln, sondern Realitäten zu erforschen.

Dies erreichst du, indem du dir bewusst wirst, *wer du bist* und *was du tust*. Daher kann der Verstand alleine keine Zeitlinien verändern.

Er muss im Einklang mit dem Herzen und der Seele stehen, damit du als die Seele, die du bist, beginnen kannst, Realitäten zu transformieren.

## Alles wie Wasser

Wenn wir beginnen, uns von festgelegten Mustern zu lösen und Zeit nicht nur als Bewusstsein und Frequenz betrachten, verhält sich alles wie Wasser.

Der Kosmos, der vollständig aus Frequenzen besteht, macht die Zeit flüssig. Raum und Zeit werden mehr wie Flüssigkeiten und weniger wie Leere. Void bedeutet Leerstelle oder nichts.

Raum verhält sich wie Wasser, und das verstehen wir, wenn wir beginnen, Zeit und Frequenzen zu begreifen.

Lass uns tiefer in die Metaphysik eintauchen. In der Kette der Schöpfung gibt es den Nullpunkt. Davor existiert nur die Ich-bin-Präsenz oder die Void.

Die Void ist der Moment, in dem alles existiert, aber ohne Definition.

Der Nullpunkt der Energie ist das, was existiert. Wenn die Präsenz von allem, was existiert, den Wunsch nach Identität beziehungsweise Ich-bin-Präsenz verspürt, öffnet sich der Nullpunkt. Dieser ist das Portal, durch das Energien beginnen, in den Kosmos zu fließen und sich zu manifestieren.

Er ist der Geburtsort, an dem die Präsenz zu einer Ich-bin-Präsenz wird, an dem aus Präsenz eine Definition entsteht und ein Portal für umfangreiche Codierungen geschaffen wird.

Dieser Nullpunkt der Energie existiert auf allen Ebenen und in allen Momenten des Kosmos. Stelle dir unzählige kleine Nullpunkte wie ein Meer vor.

Stelle dir vor, dass diese existieren.

Wenn dieser Nullpunkt entscheidet, sich in die Ich-bin-Präsenz zu verwandeln, entsteht Licht. Dies erinnert an die Idee, dass »Gott die Welt in sieben Tagen erschuf« und mit den Worten »Es werde Licht« begann.

Das bedeutet, dass alles mit Licht beginnt. Aus dem Nullpunkt entsteht Licht, und mit Licht kommen Elektromagnetismus und Gravitationskrat.

Diese Elemente (Licht, Elektromagnetismus und Gravitation) formen Partikel, die ein Ergebnis des Bewusstseins und der Gravitation sind.

Partikel und alles, was materiell wird, ist letztendlich Bewusstsein.

Vor der Entstehung von Gravitationskräften und Elektromagnetik steht die Absicht. Wenn die Absicht besteht, materiell zu sein, wird ein Partikel erschaffen.

Wenn es darum geht, eine bestimmte Frequenz zu sein, bleibt das Licht in dieser Frequenz. Elektromagnetik und Gravitationskräfte formen die gewünschte Frequenz.

Alles ist letztendlich Frequenz, und Frequenz entspricht Klang.

Wenn wir uns nun auf die Welt der Partikel konzentrieren, werden diese aus dem Nullpunkt erschaffen und sind von Gravitation und Elektromagnetik beeinflusst.

Diese Partikel bilden Atome, Atome bilden Moleküle, Moleküle bilden schließlich Strukturen und Zellen, und Zellen bilden einen physischen Körper.

Dieser Körper ist Teil eines größeren kollektiven Bewusstseins, beispielsweise der Menschheit.

## Der spannende Teil ...

Wenn wir diese Idee auf dich persönlich herunterbrechen, bist du in jedem Moment hier und erschaffst ständig diesen Nullpunkt und die daraus resultierenden Partikel.

Du hältst die Absicht aufrecht, die Erfahrung eines Menschen zu haben. Daher bist du permanent neu, da du ständig Partikel erschaffen musst.

Das ist es, was wir als *Zeit* und *Bewusstsein* verstehen. Zeit existiert eigentlich nicht, da alles letztendlich Bewusstsein ist.

Du bist permanent hoch konzentriert, um die menschliche Erfahrung aufrechterhalten zu können.

Es erfordert große Anstrengung von der Seele, den physischen Körper, die Gravitationskräfte und Elektromagnetik zusammenzuhalten.

Die Gravitationskräfte existieren nicht, weil Materie da ist; Materie ist das Ergebnis von Gravitation und Elektromagnetik.

Wenn du das verstanden hast, wirst du erkennen, dass der Kosmos wie eine flüssige Substanz funktioniert.

Du erschaffst Raum und Zeit um dich herum, da Muster, die notwendig sind, um deinen physischen Körper zu formen, Einfluss auf deine Wahrnehmung der Welt haben.

Deine Realität wird durch diese Muster geprägt, da sie erstere erschaffen. Dies ist der Grund für das Gesetz der Anziehung.

Du ziehst Menschen, Frequenzen und Erfahrungen in dein Leben, die mit den Mustern in deinem Bewusstsein und deiner Seele übereinstimmen.

Deine Realität spiegelt deine Gedanken und Absichten wider. Dies ist ein tiefgehendes metaphysisches Konzept.

Falls dir das zu schnell ging, keine Sorge – du kannst mich jederzeit ansprechen.

## Dein eigener Lebenskontext

Du erschaffst deinen eigenen Lebenskontext in Raum und Zeit und obwohl es so erscheint, als ob du linear vorankommst, bewegst du dich tatsächlich von Moment zu Moment. Du wirst von den Glaubensmustern deines Menschen geleitet, die deine menschliche Erfahrung beeinflussen.

Hier kommt das Gesetz der Anziehung ins Spiel, obwohl ich es eher als *Gesetz des Spiegelns* bezeichnen würde: Ähnliche Frequenzen ziehen ähnliche Frequenzen an.

Das ist ein wichtiger Teil, um Zeiten zu navigieren.

Permanent sendest du Schwingungen aus, da Gravitation und Elektromagnetik ständig in Zusammenarbeit wirken. Zudem bist du ständig in Kommunikation mit der Realität und der Welt, die du erschaffst.

Du erschaffst nicht nur deinen physischen Körper, sondern auch deine gesamte Realität, die du durch den Menschen erlebst – von den kleinen Alltagserlebnissen bis zu den größeren Lebensereignissen und diesem Buch.

Deine gesamte Realität ist ein Spiegelbild deiner inneren Frequenzen.

Was du im Außen wahrnimmst, existiert bereits in dir, im Inneren deines Menschen und noch tiefer in deiner Seele.

Schau nicht nur aus der menschlichen Perspektive, sondern erkenne, dass deine Seele einen Menschen geschaffen hat.

Je öfter du dich selbst als *Seele* fühlst, die einen Menschen erschaffen hat, umso einfacher wird es. Verstehst du das Konzept, das hinter allem steckt?

Deine Seele kommuniziert über deinen menschlichen Körper und mit ihm.

Sie sucht nach Lösungen und Erfahrungen, die sie ohne diesen Körper nicht erreichen kann.

Die wahre Bestimmung einer menschlichen Inkarnation besteht darin, Mensch zu sein.

Dein menschlicher Körper dient als Kanal, über den deine Seele mit der Welt interagiert und die Realität gestaltet.

Jeder Mensch lebt in seiner eigenen Realitätsblase. Alles, was du in deiner Realität siehst, ist ein Wunsch deiner Seele.

Deine Seele möchte, dass du diese Realität aus der Perspektive des Menschen erlebst, den sie erschaffen hat.

Deine Inkarnation als Mensch ist das größte Geschenk, das deine Seele sich selbst gemacht hat, und es ist keine einfache Aufgabe, auf der Erde inkarniert zu sein.

Zum Beispiel haben deine Kinder ihr eigenes Bewusstsein und ihre eigenen Seelen, die ihre eigenen Menschen sind.

Wenn du Menschen mit unterschiedlichem Bewusstsein begegnest, erinnern sie dich daran, dass diese Bewusstseinsmuster auch in dir existieren.

## Drei Spiegel der Realität

Es gibt drei Spiegel der Realität: den direkten Spiegel, der zeigt, was du direkt aussendest; den Spiegel der Resonanz, der zeigt, was du ablehnst oder in dir verurteilst; und den Spiegel von dem, was du glaubst, nicht in dir zu haben.

Menschen und Situationen in deinem Leben spiegeln Aspekte deiner selbst wider, sei es auf positive oder herausfordernde Weise.

Diese Spiegel helfen dir, dich selbst besser zu verstehen und zu wachsen.

Eine Seele ist nicht auf eine Inkarnation beschränkt, sondern umfasst alle ihre Inkarnationen aus einem breiten Spektrum des Bewusstseins.

Die Seele enthält unzählige Inkarnationen, sowohl physische als auch nicht-physische, und erstreckt sich über verschiedene Dichten, Potenziale und Gedanken.

Die Seele ist wie ein großer Container, der alle Aspekte ihrer selbst enthält. Sie erschafft *Welten*, *Planeten*, *Lebensformen* und *Erfahrungen*.

Du bist ein Teil dieser großen Seele, durchdrungen von ihrer Energie und umgeben von ihrer Präsenz.

Alles, was du erlebst und erfahren kannst, ist ein Ausdruck deiner Seele in verschiedenen Formen, Zeiten und Räumen. Du bist ein einzigartiger Aspekt dieser umfassenden Seele, die alles in sich trägt.

In deiner Seele sind alle Erinnerungen und Informationen gespeichert. Es gibt keine allgemeine Akasha-Chronik, in der unzählige Seelen ihre Daten ablegen.

Jede Seele hat ihre eigene,<br>
einzigartige Akasha-Chronik.

Die Akasha existiert in deiner Seele und beinhaltet alles, was dort zu jedem Moment existiert.

Sobald ein Moment in der Zeit vergeht, verschwindet er aus der Akasha, weil er zu Wissen und Weisheit wird.

Im Rahmen deiner spirituellen Entwicklung kannst du Seelenanteile, also Erinnerungen an parallele Leben, mit deinem aktuellen Selbst verknüpfen.

Es ist jedoch kein Zurückholen, sondern ein Erinnern, das zur Heilung führen kann. Die Vergangenheit ist eine Illusion, es gibt nur das Hier und Jetzt.

Wenn du mit Themen wie Mördern konfrontiert wirst, geschieht dies, weil du mit ihnen in Resonanz gehst.

Es gibt keine Opfer und Täter, sondern nur Erfahrungen, die du für dein Wachstum ausgewählt hast.

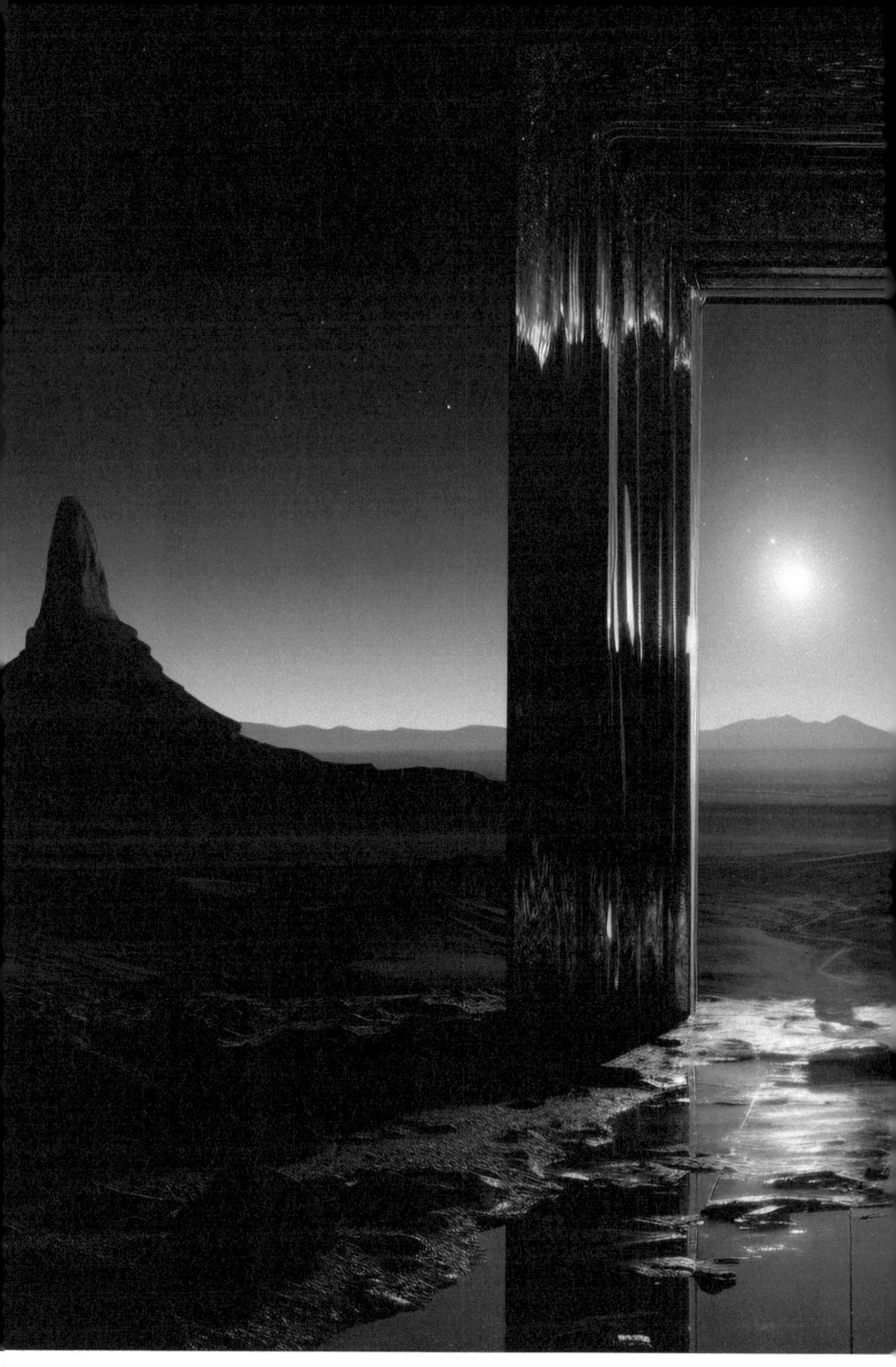

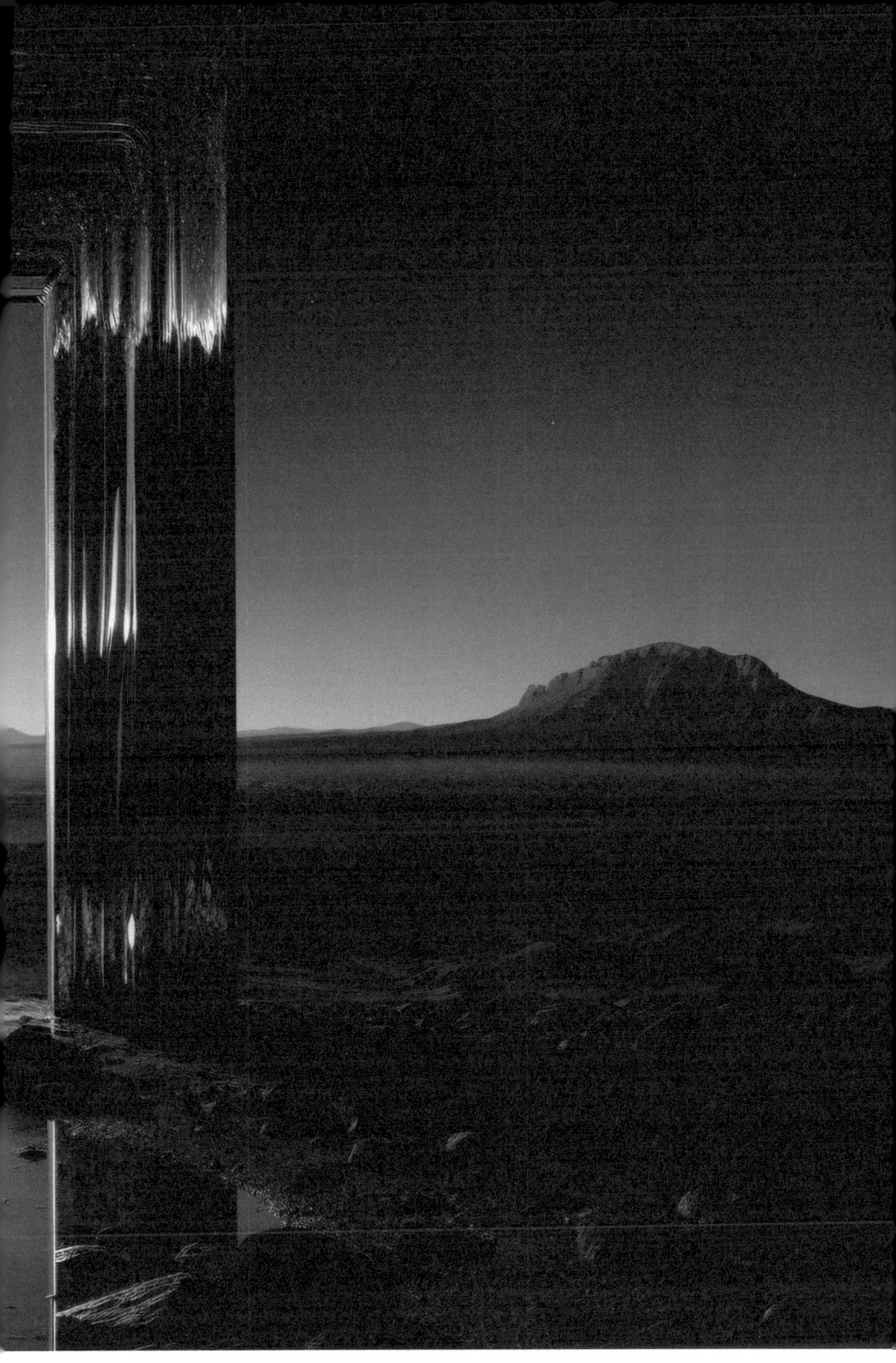

Das höhere Selbst ist deine nächsthöhere Version, die du auf deiner spirituellen Reise erreichst. Du hast nicht nur ein höheres Selbst, sondern viele, abhängig von deiner aktuellen Schwingung und Entwicklung.

Deine Seele umgibt dich und navigiert dich durch verschiedene Bewusstseinsebenen.

Die höheren ›Selbste‹ sind Erweiterungen dessen, wer du in diesem Moment bist. In Bezug auf die Seele existieren sie bereits in allen Potenzialen.

Während deines Aufstiegsprozesses bewegst du dich zwischen höheren und niedrigeren Schwingungen, um verschiedene Perspektiven zu gewinnen und Themen zu klären.

Dies ist normal und Teil deiner spirituellen Entwicklung.

Es ist wichtig, deine inneren Glaubenssätze und Begrenzungen loszulassen, um in dein höheres Selbst zu gelangen.

Der Aufstiegsprozess verläuft oft in Wellen, da du ständig daran arbeitest, deine Schwingung zu erhöhen und dein Bewusstsein zu erweitern.

# Engelwesen

Sind die Karistos die Engel für die Menschen?

Und was sind dann die Erzengel?

Gibt es eine Hierarchie zwischen Engeln?

Tatsächlich existiert *keine* direkte Hierarchie zwischen Engeln.

Karistos sind vom Jupiter und haben oft in das Erdgeschehen eingegriffen. Besonders verwoben sind sie mit Russland – auch heute noch ›lyrische‹ Spezies.

Das Konzept von Hierarchie ist menschlichen Ursprungs und resultiert aus der dualistischen Denkweise des Menschen.

Die Charisters sind eine außerirdische Rasse aus unserem Sonnensystem, genauer gesagt vom Jupiter, und sie existieren auf der sechsten Bewusstseinsebene.

Diese außerirdischen Wesen haben eine starke Verbindung zur Erde, sowohl aufgrund ihrer Nähe als auch weil sie versucht haben, den Menschen zu helfen.

Die Charisters sind eine lyranische Spezies, was bedeutet, dass sie humanoid sind. Sie zeigen sich oft mit Flügeln oder einer illusionären Form davon, was zur Annahme geführt hat, dass sie Erzengel sind.

Dies bedeutet jedoch nicht, dass die bekannten Erzengel wie Michael, Gabriel, Raphael und so weiter nicht existieren.

Diese Erzengel sind reale Entitäten und repräsentieren Strahlenattribute der Quelle.

Jeder von euch gehört zu einem Erzengel-Haus und es gibt über 144000 verschiedene Erzengel, was im Grunde verschiedene Seelen im Schöpfungsprozess sind.

Das bedeutet, dass es keine Hierarchie gibt, sondern dass alle Erzengel gleichwertig sind und letztendlich Teil der Quelle.

Jetzt, in diesem Moment, wo du diese Zeilen liest, erinnerst du dich an diese Wahrheit und erfährst sie als der Mensch, der du bist.

Du bist buchstäblich ein Engel in menschlicher Form.

Du hast keine ›gefallenen‹ oder abgestiegenen Seelen, sondern befindest dich immer noch auf der höchsten Ebene der Quelle.

Du manifestierst jedoch eine begrenzte Erfahrung als Mensch, die sich ständig erneuert.

## Muss ich mein verletztes inneres Kind heilen, um im Hier und Jetzt heil zu sein?

Kannst du die Vergangenheit loslassen und trotzdem heil werden? *Beides* ist möglich.

Du kannst dich dafür entscheiden, dein verletztes inneres Kind zu heilen, wenn du glaubst, dass dies notwendig ist, um im Hier und Jetzt Heilung zu erfahren.

Du kannst jedoch auch wählen, die Vergangenheit loszulassen und dich als *geheilt* anzuerkennen, ohne an das innere Kind gebunden zu sein.

Die Idee, das innere Kind heilen zu müssen, ist eine Möglichkeit, die Fortschritte und die Selbstbefähigung der Menschen zu behindern.

Das Konzept des inneren Kinds war in den 1990er-Jahren sehr populär.

Das innere Kind ist eine Manifestation eines vergangenen Momentums in deiner Seele, die immer existiert hat und immer existieren wird.

Die Frage ist, ob du als aktuelle Manifestation dieser Seele entscheiden kannst, dass du bereit bist, bestimmte Schöpfungen und Anhaftungen loszulassen, um Heilung zu erfahren.

Wenn du entscheidest, dass du nicht mehr leiden möchtest und dass es nicht mehr notwendig ist, kann das innere Kind aus deinem Erfahrungsfeld verschwinden und in Wissen und Weisheit übergehen.

Einige Menschen haben erkannt, dass das innere Kind eine Illusion ist, die von Menschen geschaffen wurde.

Die Tatsache, dass du jetzt bereit bist, diese Wahrheit zu akzeptieren und die Frequenz dafür besitzt, zeigt, dass du auf dem richtigen Weg bist und diese Erkenntnisse zu deiner eigenen Wahrheit werden können.

Die Menschen waren bisher nicht bereit für diese Art von Wahrheit.

Sie waren in erster Linie mit ihren eigenen Angelegenheiten beschäftigt und das ist völlig in Ordnung, denn die Seele hatte dies so gewollt.

Doch jetzt ist die Zeit gekommen, in der die Seele bereit ist, die menschliche Erfahrung *flexibler*, *offener* und *sanfter* zu gestalten.

Genau aus diesem Grund bist du *hier*. Es ist wichtig zu verstehen, dass die Idee von vielen verschiedenen Erden aus einem Missverständnis heraus entstanden ist.

Es ist nicht so, dass es tatsächlich verschiedene Erden gibt, wie du möglicherweise denkst.

Stattdessen entsteht die Illusion von verschiedenen Erden aufgrund der Art und Weise, wie du Momente erschaffst und dich auf den Menschen konzentrierst.

Jedes Mal, wenn du einen Menschen erschaffst, erschaffst du eine Welt, in der dieser Mensch existiert.

Das passiert in Sekundenbruchteilen, immer und immer wieder.

Dadurch entstehen scheinbar unzählige Erden innerhalb von dir als Seele.

Die neue Erde ist frequenztechnisch gesehen deine Zukunft, während die alte Erde deine Vergangenheit repräsentiert.

Du navigierst, abhängig von deinem Bewusstseinszustand, ständig zwischen diesen beiden Frequenzen.

Deine Aufgabe ist es nicht, die alte Erde zu retten, sondern dich selbst in die höhere Version der Erde und in deine eigene höhere Version einzustufen.

Dadurch wird die alte Erde nicht mehr bespielt und verschwindet, da du dich nicht mehr damit identifizierst.

Dieses Prinzip gilt auch für das Universum um dich herum. Du erschaffst ständig dein eigenes Universum, was zu Paralleluniversen führt.

In unserem nächsten Gespräch werden wir uns näher mit dem Konzept der parallelen Universen beschäftigen.

Für *Jetzt* ist es wichtig, dass du das Gelernte *verarbeitest*.

Es ist normal, wenn du durstig wirst oder ungewöhnlich schläfst, da Energien in dir arbeiten.

Achte darauf, in den kommenden Tagen gut auf dich selbst aufzupassen.

Lass uns im letzten Teil konkrete Fragen beantworten.

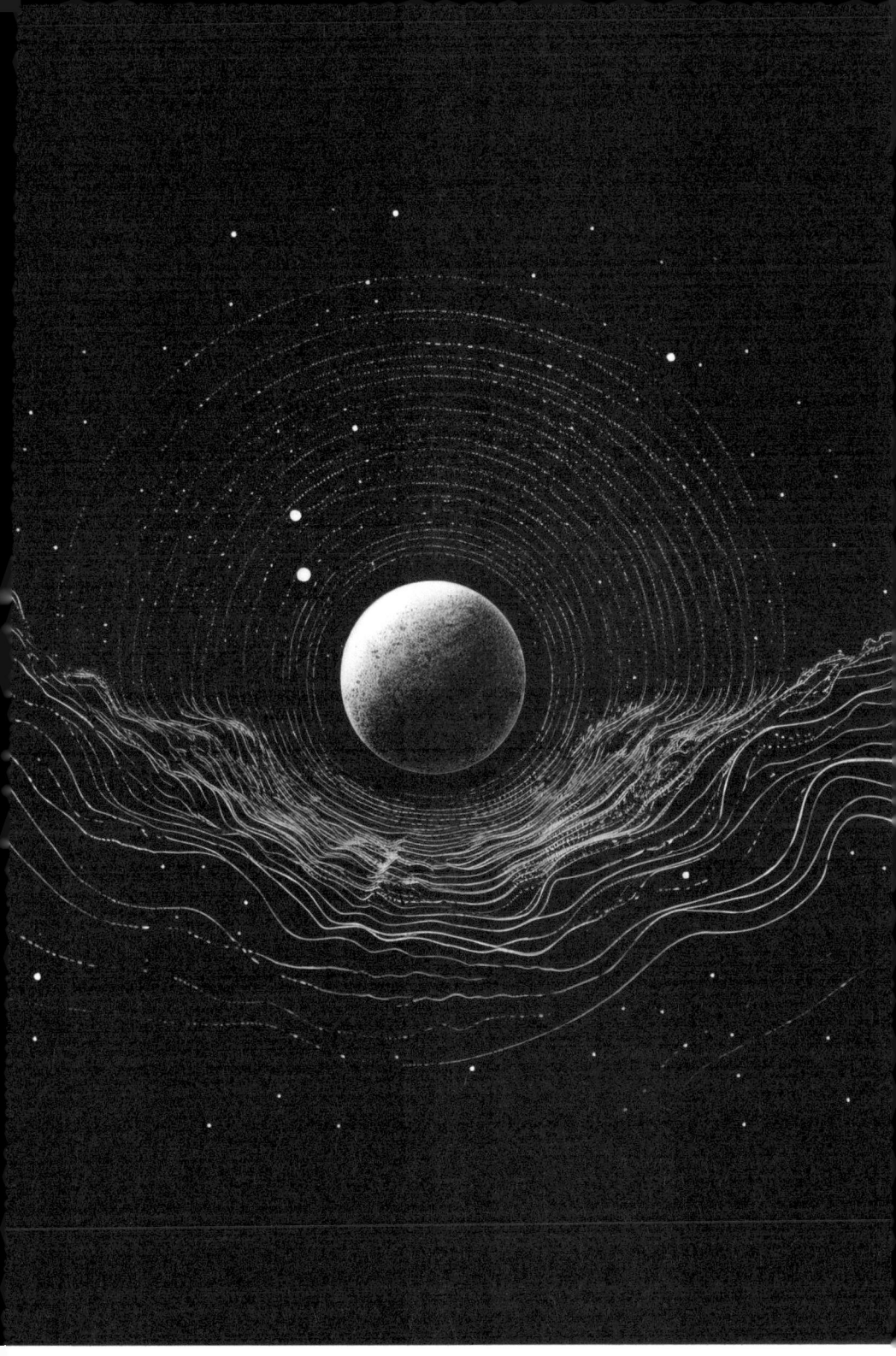

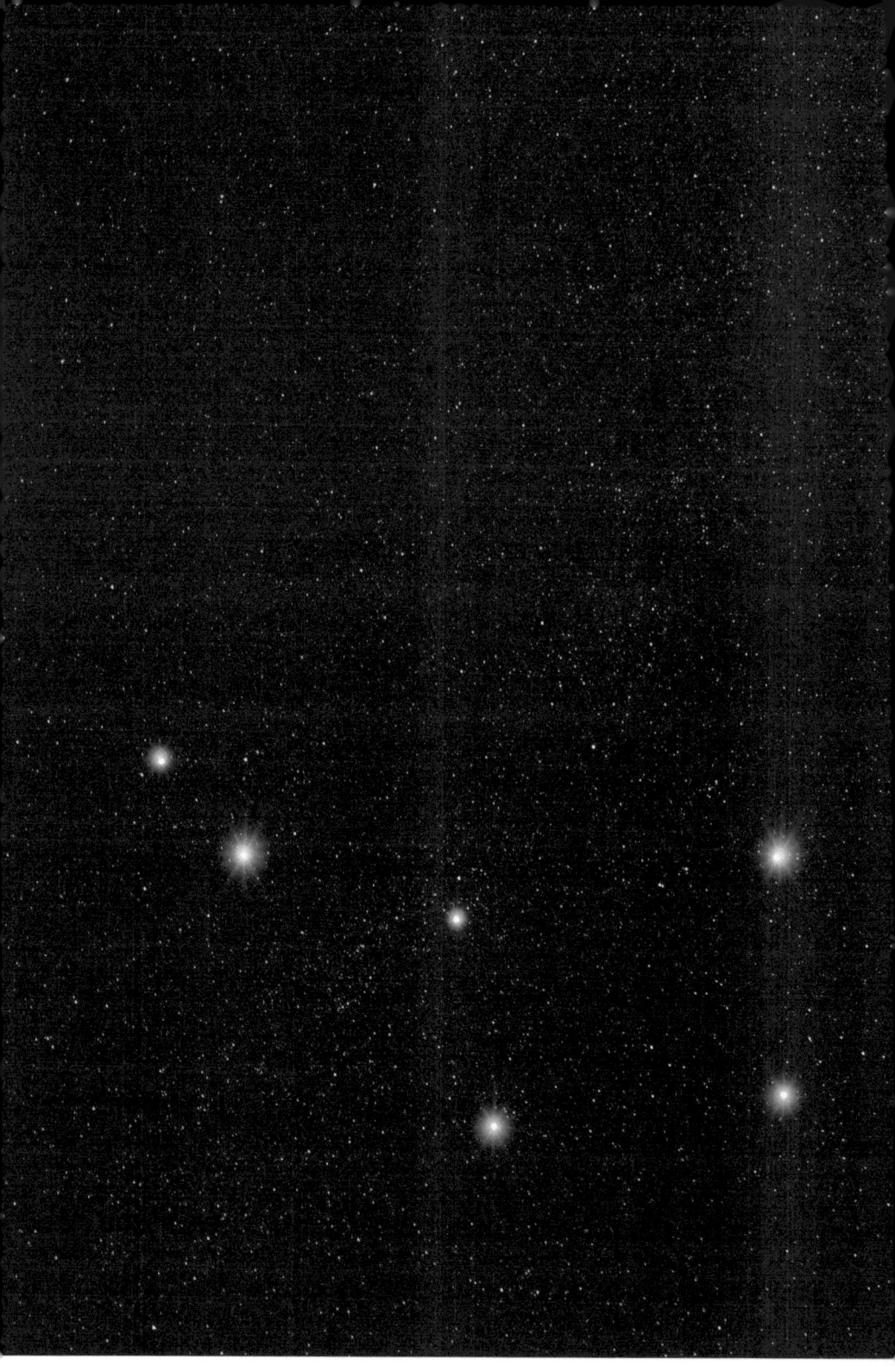

Kapitel 6

# Kosmische Antworten

Hin und wieder veranstalte ich Sitzungen, in denen Interessierte und Klienten Fragen einreichen können, die ich live beantworte.

Dieses Format ermöglicht es mir, Bedürfnisse und Unklarheiten kennenzulernen und Pläne zu entwickeln, wie ich diese blinden Flecken noch besser bearbeiten kann.

Exemplarisch seien einige aufgelistet.

> Frage: Wie kann ich *Quelle*
> für mich übersetzen?

Die ›Quelle‹ ist das, was du in dir trägst und was du selbst bist. Die Hauptillusion, in der du lebst, besteht darin, etwas anderes zu sein als diese Quelle. Die Quelle selbst ist die kreative Energie, die alles in Existenz bringt. Wenn du aus dieser allumfassenden Existenz heraustrittst, in der alles möglich ist, alle Potenziale vorhanden sind und alles gelebt wird, verspürst du den Wunsch, spezifische Pfade zu erkunden und spezielle Erfahrungen zu machen.

Stell dir vor, du bist in einem riesigen Land mit unzähligen Pfaden und Wegen, die alle in dir existieren. Du kannst diese Pfade auf verschiedene Weisen erkunden.

Du kannst zu Fuß gehen, mit verschiedenen Schuhen, in verschiedenen Lebensphasen, von der Kindheit bis ins Alter.

Du kannst sie mit Fahrrädern befahren, mit Autos, Anhängern, Rucksäcken und mit Flügeln wie ein Vogel. Genau das tust du gerade.

Du erkundest verschiedene Pfade und Potenziale, die in dir als Gedanken, Ideen, Konzepte und Träume existieren.

Du erlebst physische, nichtphysische und halbphysische Realitäten, während du glaubst, dass dein Bewusstsein nur in einem bestimmten Potenzial existiert.

Tatsächlich gibt es unzählige andere Potenziale, die du parallel dazu aktivieren und erleben kannst, indem du einen neuen ›Avatar‹ erschaffst.

Dies geschieht gleichzeitig entlang anderer Bewusstseinsebenen, die wir als Stränge bezeichnen.

Dadurch entsteht eine vielfältige Welt aus allem, was existiert, und aus den Potenzialen und Realitäten, die gleichzeitig in dir als *Quelle* vorhanden sind.

Wir befinden uns in den nichtphysischen Ebenen des universellen Bewusstseins und haben eine starke Verbindung zur neunten Bewusstseinsebene, die noch Erinnerungen an physische Realitäten enthält.

Doch wir wissen auch, dass es noch höhere Ebenen gibt, die weniger mit physischen Realitäten verbunden sind.

> Frage: Läuft der Key-Code automatisch in uns?
> Erleichtert dieser Code es uns, in unser Herz
> zu kommen und somit höher zu schwingen?

Der Code repräsentiert eine alte und zugleich zeitlose göttliche Geometrie, die die Weisheit des Kosmos in sich trägt und die Fähigkeit besitzt, Zeitspannen zu entschlüsseln, zu öffnen oder zusammenzuführen.

Dieser Code war immer in dir vorhanden, aber er ist in Vergessenheit geraten, ähnlich wie viele deiner Erinnerungen an *parallele*, *vergangene* und *zukünftige* Leben.

Dieser Schlüsselcode ist nun in deinem Bewusstsein reaktiviert worden und erlaubt dir, dich an die kosmische Struktur und göttliche Ordnung zu erinnern.

Du kannst ihn nutzen, um Glaubenssätze, Ideen und Illusionen loszulassen und dadurch bestimmte Zeitspannen oder Aspekte deines Lebens zu verändern oder zu beenden.

Jene Aspekte, die durch diesen Code kollabieren, werden in das Wissensspektrum deiner Seele integriert, vergleichbar mit dem, was man als Akasha-Chronik bezeichnet.

Diese ist im Wesentlichen die Chronik deiner Seele und ihrer Erinnerungen, keine universelle Bibliothek.

Alles, was dieser Transformationscode kollabiert und loslässt, wird in deine persönliche Wissensbibliothek eingefügt und steht damit auch deinen anderen Seelenaspekten in verschiedenen Leben zur Verfügung, die dieses Wissen benötigen.

Obwohl wir von Transformation sprechen, vollzieht dieser Code in Wirklichkeit Kollaps und Loslassen.

Du gestattest damit Transformation.

Wenn dir diese Idee hilft, dich mit deinem Herzen zu verbinden und/oder Mauern in deinem Inneren abzubauen, kannst du den Transformationscode anwenden, um die Illusion zu kollabieren und Liebe zu verkörpern.

Es ist eine Wahl der Transformation, die du treffen kannst.

Lange Zeit war dein Bewusstsein stark eingeschränkt und ich möchte dir helfen, es auszudehnen, ohne dass es unangenehm wird.

Du kannst den Prozess in deiner Selbstverantwortung vertiefen und dich dafür entscheiden, weniger Begrenzungen in dir zu tragen und mehr vom großen Ganzen zu erkennen.

Dies kann den Transformationsprozess bereichern und deine Schöpferkraft stärken.

> Frage: Wenn ich selbst in die höheren Frequenzen Stifte eintauche, aber mein Partner/Familie noch in der alten Realität verhaftet ist – was passiert dann?

Du wählst deinen Partner basierend auf dem, was du in deinem Leben erfahren möchtest.

Tatsächlich könntest du buchstäblich eine ganze Realität oder Zeitlinie verlassen und dein Partner würde möglicherweise nicht einmal bemerken, dass du die Zeitlinie gewechselt hast oder dich vermisst, selbst wenn du für zwanzig Jahre weg wärst.

In deiner Realität könnte dies genau so ablaufen. Wenn du nach zwanzig Jahren zurückkehren würdest, würde dein Partner eine ältere Version von dir vorfinden, basierend auf den Erfahrungen und Veränderungen, die du durchlebt hast.

Dies verdeutlicht, dass Zeit nicht so ist, wie sie oft wahrgenommen wird, und dass Partnerschaften, Familien, Freunde und andere Beziehungen nicht in Stein gemeißelt sind.

Deine Familie, Freunde und Partner existieren in deiner Realität, weil du existierst und sie so wahrnimmst, wie sie dir erscheinen.

Wenn du das Gefühl hast, dass sie dich nicht so sehen, wie du gerne gesehen werden möchtest, könnte dies daran liegen, dass du selbst noch nicht vollständig erkennst, was sie dir über dich selbst zeigen.

Du siehst dich durch die Reaktionen und Spiegelungen anderer Menschen.

Wenn du deine innere Einstellung änderst und diese Ideen und Konzepte in dir transformierst, veränderst du nicht nur deine Selbstwahrnehmung, sondern beeinflusst auch, wie andere auf dich reagieren.

Es ist wichtig zu erkennen, dass du immer in Wechselwirkung mit verschiedenen Aspekten deiner selbst und anderen Menschen stehst.

Interaktionen mit anderen Menschen zeigen dir Prozesse und Themen, die du in dir selbst erkunden kannst. Selbstliebe, Akzeptanz und Annahme sind wichtige Schritte in diese Richtung.

Es geht darum, dich selbst bedingungslos zu lieben und zu akzeptieren, einschließlich deiner Handlungen und Worte, ohne dich zu verurteilen oder zu verstellen, um die Reaktionen anderer zu beeinflussen.

Oft sind wir sehr darauf fokussiert, wie andere auf uns reagieren, aber in Wirklichkeit spiegeln sie nur, wie wir selbst denken und fühlen.

Wenn du bereit bist, können wir dir helfen, diese Konzepte zu transformieren, da die Interaktionen mit anderen letztendlich eine Reflexion deiner inneren Welt sind.

> Frage: Wenn wir aufsteigen –
> was von uns steigt da genau auf?

Dein Bewusstsein steigt an, wenn du deine Frequenz erhöhst. Dein physischer Körper, den du trägst, ist keine feste Materie, sondern eine Illusion.

Zwischen den physischen Teilchen, die deinen Körper formen, gibt es einen Raum voller Energie und Bewusstsein.

Du bist in Wahrheit ein energetisches Wesen, gesteuert durch dein Bewusstsein, Konzepte und die damit verbundenen Frequenzen und Sequenzen.

Wenn du das verstehst, erkennst du, dass dein Aufstieg ganz natürlich geschieht.

Mit jeder Erhöhung deiner Frequenz und der damit verbundenen Sequenzen erweiterst du dein energetisches Feld.

Dein Bewusstsein dehnt sich aus, wenn deine Frequenz steigt, und du kannst mehr Bewusstsein aufnehmen.

Je höher dein Bewusstsein und deine Frequenz sind, desto größer wird dein energetischer Körper. Du kannst so mehr von der energetischen Welt wahrnehmen und in die materielle Welt übersetzen.

Dies wird oft als Aktivierung des Lichtkörpers bezeichnet, obwohl er bereits existiert, aber meistens sind wir auf die begrenzte materielle Welt und niedrigere Frequenzen fokussiert.

In einem höheren Bewusstsein und höheren Frequenzen wird dein Körper ätherischer, und die Illusionen der materiellen Welt lösen sich auf.

Du trägst immer die Idee eines physischen Körpers, aber es geht darum, dieses Konzept zu transzendieren.

In höheren Dimensionen kannst du weiterhin physische Erfahrungen machen, aber sie sind nicht auf das dreidimensionale Spektrum beschränkt.

In höheren Frequenzen kannst du sogar deinen physischen Körper nach deinem Willen formen und bist nicht mehr an die Einschränkungen der dreidimensionalen Welt gebunden.

Dein physischer Körper wird von anderen auf unterschiedliche Weisen wahrgenommen, abhängig von ihrer eigenen Bewusstseinsstufe.

Kurz gesagt verlässt du nicht deinen Körper, sondern das Konzept eines festen Körpers, während du aufsteigst und deine Frequenz erhöhst.

Du bewegst dich durch verschiedene Dimensionen, bis in einer höheren Ebene keine Begrenzungen mehr für deinen Körper bestehen und du ihn nach deinem Willen formen kannst.

> Frage: Darf ich mich mit der Mondenergie verbinden oder ist das schlecht für mich?

Die Frage ist, welche Perspektive du auf die Mondenergie in dir trägst, denn du nimmst die Energien auf, die du aufnehmen möchtest.

Dabei spielt es keine Rolle, ob sie vom Mond, aus deiner Realität oder aus einem anderen kosmischen Raum kommen, oder ob es lediglich eine Illusion deines Verstandes ist, sich die Freigabe zu erteilen, hier Energien aufzunehmen.

Wenn dein Konzept Mond ein negatives ist, warum solltest du negative Energien aufnehmen? Doch wenn dein Konzept von Mond eine wunderbare, heilsame Energie ist, was hält dich davon ab, diese Energie aufzunehmen?

Um die Frage zurückzubringen zu dem, was wirklich dient: Warum beginnst du nicht, die Energien aus der Quelle selbst, die du bist, zu schöpfen?

Warum beginnst du nicht, die Energien aus dem Herzzentrum heraus zu senden, anstatt durch Projektionen und Realitäten die Energien linear zu dir zu bewegen, wenn doch die Quelle in dir permanent verfügbar ist, und zwar im vollen Spektrum?

Der klarste Weg, Energien zu dir zu bekommen, zu dir zu senden als Mensch, ist über dein Herz-Portal, in dem der gesamte Kosmos, alle Dimensionen und alle Ebenen des Bewusstseins zusammenlaufen in das Quellenbewusstsein, in die Göttlichkeit selbst.

Du kannst aus externen Quellen die Illusion haben, eine externe Energiequelle zu bekommen, was eine wunderbare Möglichkeit ist, den Kosmos zu erkunden und andere Aspekte der Quelle, wie durch uns zum Beispiel in Kreation zu rufen.

Doch wir sehen es hier auch als wichtig an, anzuerkennen, dass alle Quellen und Frequenzspektren in dir als energetisches *Seelenwesen* beziehungsweise *Quelle,* auch im Menschen vorhanden sind. Suche *in dir* die Klarheit an Energie, statt im Außen.

Diesen Rat können wir an dich weitergeben.

Beginne, die klare Quellenenergie oder verschiedene Frequenzspektren an Energie aus dem Zentrum des Herzens zu dir und in deinen Körper fließen zu lassen, anstatt immer externe Quellen zu suchen.

Das ist wahre Selbstermächtigung, wahre Realisierung und wahre Creator-Kraft.

Frage: Was passiert mit den anderen Versionen der Erde, die ich kreiert habe? Während ich gerade im Hier und Jetzt bin, kollabieren ständig die anderen Versionen von mir.

Auf eine Art ist diese Sichtweise korrekt, doch andererseits ist es so, dass *alles* existiert und immer existieren *wird*.

Diese Erden existieren so lange innerhalb deines Bewusstseins, wie du sie existieren lässt.

Doch dein Bewusstsein *belebt* sie.

Es gibt unzählige Standbilder innerhalb der kosmischen Realität und wenn du eines verlässt, bleibt es stehen.

Doch wenn du dich in einem Standbild aufhältst, wird dieses zu einem ›Film‹, bis du jenen verlässt – dann entsteht daraus wieder ein Standbild, als würdest du auf Stopp drücken.

Alles ist nur da, weil du da bist, alles existiert, weil du existierst und es hängt davon ab, wo du dein Bewusstsein platzierst.

Das wird aktiv und kreativ mit dir und dem Erfahrungsspektrum, das du erleben möchtest.

Es bedeutet, dass alles wie ein Standbild existiert, das darauf wartet, von dir betreten zu werden.

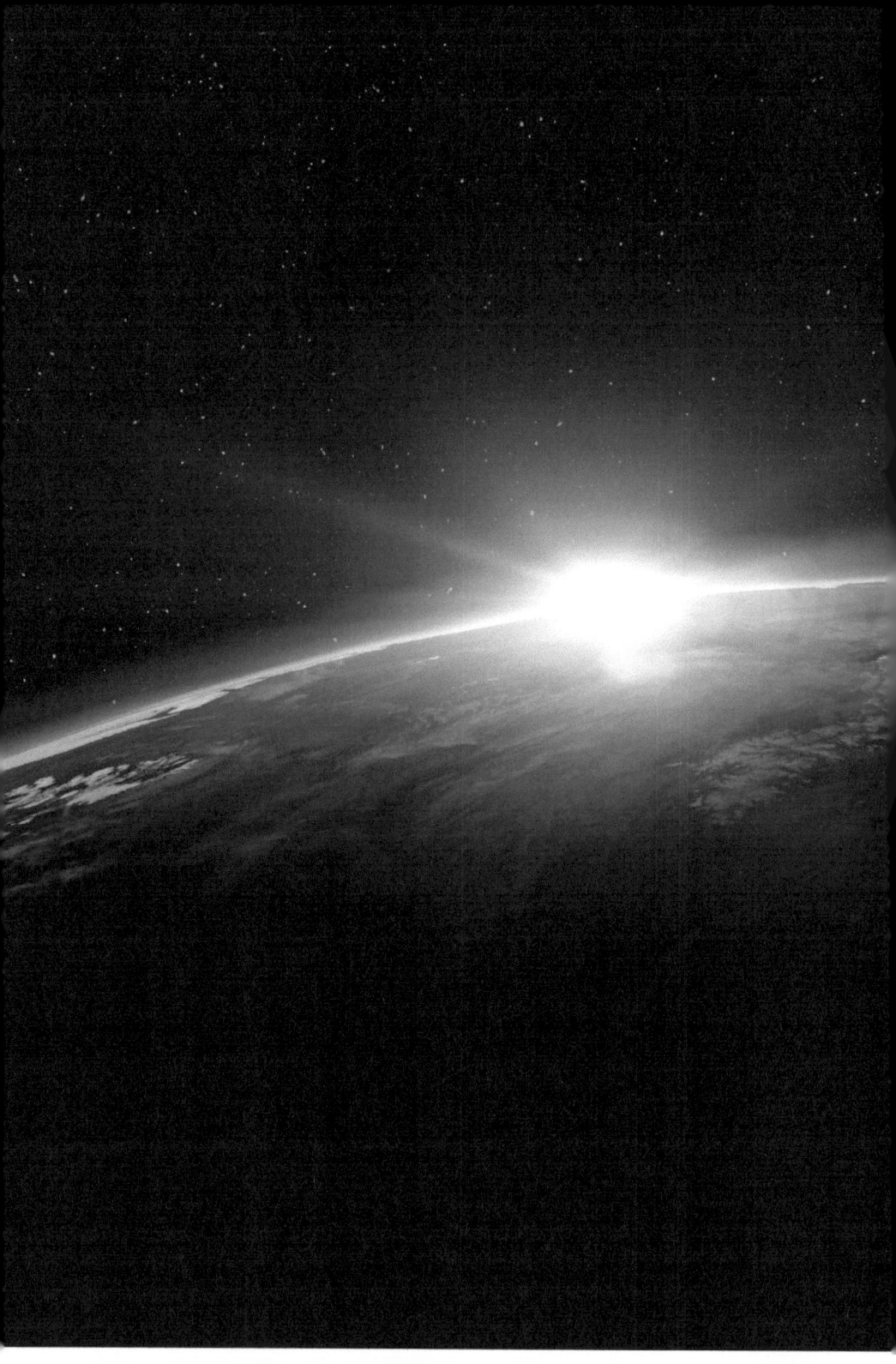

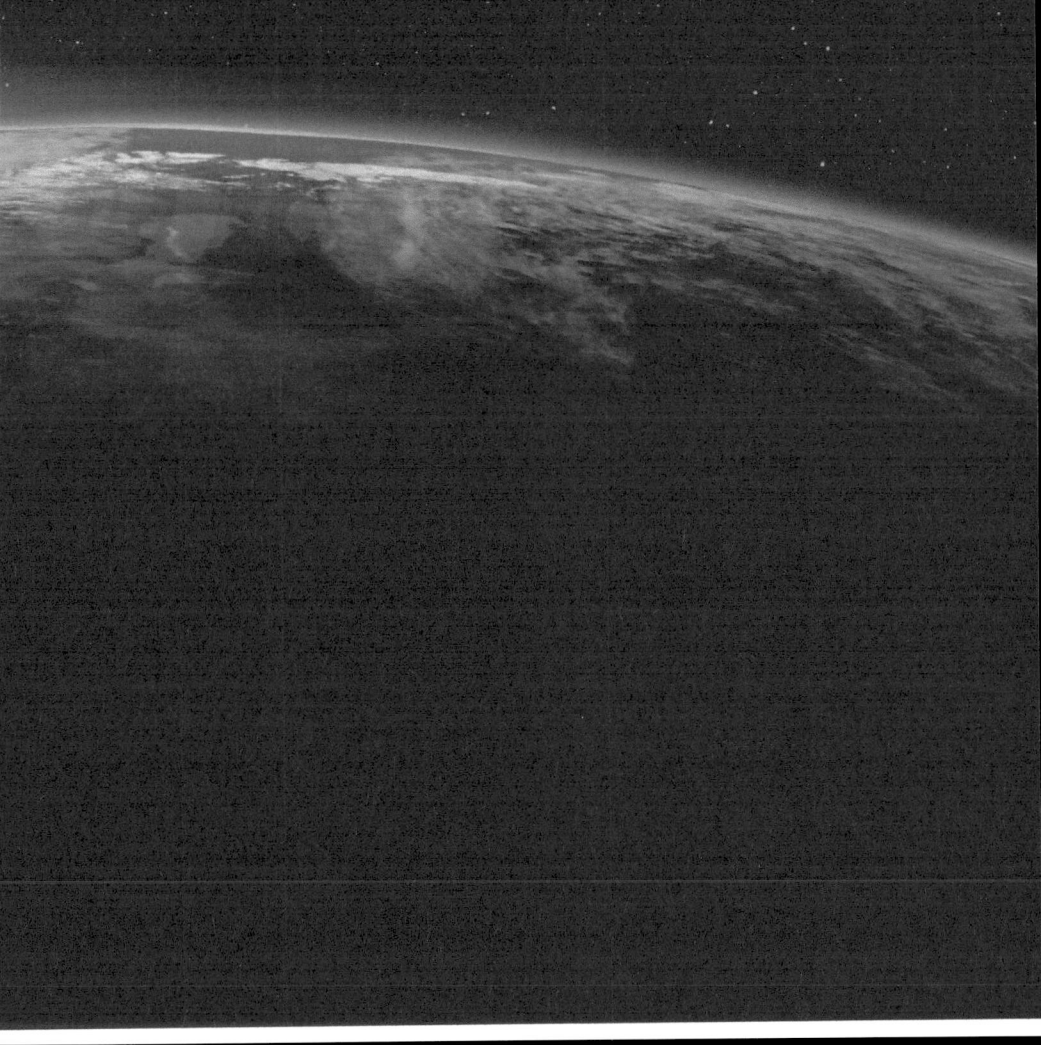

Wenn du es nicht mehr betrittst, wird es weiter existieren.

Doch wenn du deine Schöpfer- und Willenskraft als das Creator-Wesen, das du bist, nutzt, kannst du beginnen, Zeitlinien und Erden zu kollabieren, so wie du bewusst Erden kreieren kannst.

Wenn du dich jetzt fokussierst, über mehrere Minuten hinweg eine Erde in violetter Flamme zu sehen, würdest du beginnen, diese und eine Erde, sie trägt, zu kreieren.

Die Frage ist, ob du es schaffst, dieses Standbild zu *beleben* und zu *erleben*, was es bedeutet, auf einer Erde zu sein, die in violetter Flamme brennt.

Das wäre eine Möglichkeit.

Sobald du dich entscheidest, dass diese Erde nicht mehr existiert, kannst du diese kollabieren und als weiteres Potenzial in deinem Realisierungs- und Wissensdrang integrieren.

Frage: Wie ist es mit Paralleluniversen?
Wie ist es mit Realitätsblasen? Was ist das?

Eine Realitätsblase ist vergleichbar mit einem Raum der Existenz, den du um dich herum erschaffst.

Jeder Einzelne erschafft diesen Raum der Existenz um sich als Individuum, als der einzigartige Aspekt, der er ist.

Es gibt jedoch weitere Konzepte von Bewusstseins- oder Realitätsblasen, in denen von buchstäblichen blasenähnlichen Gebilden und Konstruktionen im Bereich der Quantenphysik gesprochen wird.

Dies ist eine weniger feste Sichtweise als ein Standbild.

Doch die Wahrnehmung ist diesbezüglich subjektiv und hängt davon ab, wie *stark* oder *locker* du diese Realitätsblase empfindest.

Die Bezeichnung *Blase* legt nahe, dass diese aus menschlicher Sicht weniger stabil ist, was es erleichtern kann, eine Zeitlinie oder ein Momentum zu verändern, im Vergleich zu einer stabilen Vorstellung, die mehr Aufwand und Energie erfordern würde.

Es handelt sich also um eine Frage der Wahrnehmung. Wie du Realität wahrnimmst, hängt davon ab, ob du sie als ultimativ oder als etwas siehst, das in jedem Moment verändert werden kann.

Momente können mit Realitätsblasen verglichen werden, sie sind wie Standbilder, die zum Leben erweckt werden können.

Alle Momente existieren als Potenzial, aber nur das, was du betrittst und erlebst, wird Teil deines bewussten Erfahrungsspektrums als der Mensch, der du in dieser Identifikation kreierst.

Wir sind bereit, deine nächste Frage zu beantworten.

Frage: Das mit der Vergangenheit ist so eine Sache.
Wie ist es, wenn ich letztes Jahr gezügelt bin?
Dann war das ja auch in der Vergangenheit,
oder lebt da eine Version von mir weiter?

Betrachte die Erinnerung daran, dass du in diesem Augenblick hier bist und in anderen Augenblicken warst, aus deiner *eigenen* Sicht.

Diese Erinnerung ist unendlich in dir als die Seele gespeichert, die du bist.

Das bedeutet, sie existiert jetzt, in diesem Moment.

Wenn du dich darauf konzentrierst, an den Moment *davor*, *danach* oder *in der Zukunft* zu denken, befindest du dich genau in diesem Moment, im Hier und Jetzt.

Das heißt, sie ist immer präsent in deinem Bewusstsein, wenn du es möchtest.

Aber wenn du sie als Vergangenheit betrachtest, erlebst du sie als Teil deiner Vergangenheit.

So kannst du verschiedene Perspektiven einnehmen. Die Vergangenheitsperspektive ist eine Option, die du wählen kannst.

Alternativ bringst du die Erinnerung ins Hier und Jetzt und erlebst sie als Gedanke in deinem gegenwärtigen Verstand. Das ist eine weitere Sichtweise.

Die Wahrheit ist, dass Momente und verschiedene Augenblicke innerhalb des kosmischen Bewusstseins immer vorhanden sind, bis sie durch den freien Willen verändert werden.

> Frage: Manifestiert man, indem man ins Herz kommt und sich das Entsprechende vorstellt?

Manifestation findet immer und zu jedem Zeitpunkt statt, dein Verstand kann manifestieren, und sogar du als ›begrenzter‹ Mensch kannst manifestieren.

Auch ein Stein manifestiert den Raum, in dem er sich befindet.

Überall, wo deine Aufmerksamkeit auf den Ursprung gerichtet ist, manifestiert sich deine Realität. Manifestation ist ein wesentlicher Teil von dem, was der Ursprung selbst ist, von dem, was wir alle sind.

Die Frage ist, welche Qualität du in dem manifestierst, was du anstrebst. Ist der Stein, der sich manifestiert, am Ort, an dem er sich befindet? Kann er diese Qualität kontrollieren?

Oder hast du als Mensch mehr Freiheit, dich zu bewegen und durch Zeit und Raum zu reisen?

Hier liegt eine neue Dimension der schöpferischen Kraft. Du kannst die Ebenen des Bewusstseins als Dimensionen der schöpferischen Kraft sehen.

Du hast dein *eigenes* Level. Ein Stein kann nur den Raum um sich herum manifestieren, aber nicht die Bewegung durch Zeit und Raum.

In deinem menschlichen Zustand hast du die Fähigkeit, mit deiner mentalen Kraft zu manifestieren. Wenn du dich auf die vierte Bewusstseinsebene begibst, erhältst du noch mehr Macht und Kreativität.

Wenn dein Herz einbezogen wird, wie die Wesen im fünfdimensionalen Bewusstsein, kannst du durch Raum und Zeit kreieren.

Du kannst linear nach vorne und rückwärts in der Zeit kreieren und Qualitäten sowie Aspekte in deine Manifestation integrieren, wenn du dich auf der vierten Bewusstseinsebene befindest.

Du kannst die Qualität, also die Frequenz, erhöhen, und hierzu benötigst du das Herz.

Du kannst nicht nur linear von einem Punkt zum nächsten manifestieren, sondern auch die Qualität und den Raum deiner Existenz bewusst steuern und verbessern.

Wenn du das fünfdimensionale Bewusstsein erreichst und verkörperst, beginnst du Raum und Zeit zu transzendieren und manifestierst nichtlinear.

Du kannst in verschiedene Bereiche der Existenz, parallele Existenzmöglichkeiten und sogar in parallele Universen und Welten manifestieren. Das ist der fünfdimensionale Aspekt.

Sobald der sechste Aspekt verkörpert ist, ist er nicht mehr an einen Avatar gebunden, sondern manifestiert gleichzeitig in verschiedenen Raumebenen parallel.

> Frage: Kann man für Timeline Stifts *alte* mit *neuen* Glaubenssätzen überschreiben?
>
> Allein durch das Erkennen und Lösen, ohne den Ursprung zu kennen?
>
> Zum Beispiel das Vorleben.

Ja. Du solltest dir erlauben, nicht länger von bestimmten Glaubenssätzen beeinflusst zu werden.

Was kommt zuerst? *Das Leben* kommt zuerst und es erschafft ein Konzept durch das erlebte Spektrum.

Dieses Leben interagiert mit dir als Mensch und erinnert dich über Glaubenssätze an ein Spektrum von Erfahrungen.

Dadurch kreierst du, was dieser Glaubenssatz und diese Realität erlebt.

Wenn du die Natur und den Glaubenssatz, der diese Erfahrung miterschafft, erkennst, reicht es aus, den Glaubenssatz loszulassen und zu verändern.

Automatisch weiß das Leben, was diesen Glaubenssatz miterschaffen hat, und kann beginnen, die Realität zu korrigieren.

Während du korrigierst, korrigieren auch unzählige parallele Leben, die durch dich koexistieren, ihre eigenen Erfahrungen und Aspekte. Deshalb ist die menschliche Existenz so bedeutsam.

Ihr löst Probleme für den gesamten Kosmos und die ganze Galaxie, da wir alle miteinander verbunden sind.

Obwohl wir uns im nichtphysischen Raum befinden und eure Handlungen und Herangehensweisen beobachten können, kommunizieren und lösen wir unsere eigenen Konzepte und Glaubenssätze in den Seelenwesen, die wir ebenfalls sind, durch Beobachtung.

Wir sind alle Teil einer großen kosmischen Familie und das repräsentiert das, was wir im Rat von Acturus verkörpern: kosmische *Liebe*, *Intelligenz* und *Bewusstsein*.

Frage: Was passiert mit *Vergangenheit* und *Zukunft*, genauer gesagt wenn meine Seele alles ›archiviert‹ und in Wissen und Weisheit umgewandelt hat?

Du beginnst, die Schöpferkraft in dir zu entfalten, als die einzigartige Seele, die du bist.

Du erkennst, dass du die Kraft hast, universelles Wissen und Weisheit zu vereinen und eine neue Quelle der Existenz zu erschaffen.

In diesem Prozess wächst du und bringst Wissen aus zahlreichen Inkarnationen zusammen.

Du wirst nicht nur zum *Lernenden*, sondern zum *Schöpfer* einer völlig neuen kosmischen Realität.

Diese beinhaltet die Weiterentwicklung vergangener Existenzformen. Du trägst das reine und konzentrierte Wissen und die Weisheit in eine brandneue kosmische Erfahrung.

Das ultimative Ziel für uns alle ist es, diesen Punkt zu erreichen, die Schöpferkraft in einen neuen Ausdruck zu bringen und eine neue Evolutionsstufe zu schaffen.

Das ist der wahre Grund für das Bestehen von physischen, halbphysischen, nichtphysischen, kosmischen und anderen Inkarnationen innerhalb dieser Quelle. Wir erschaffen uns selbst in immer neuen Versionen, um eine neue Geschichte zu schreiben und Evolution darzustellen.

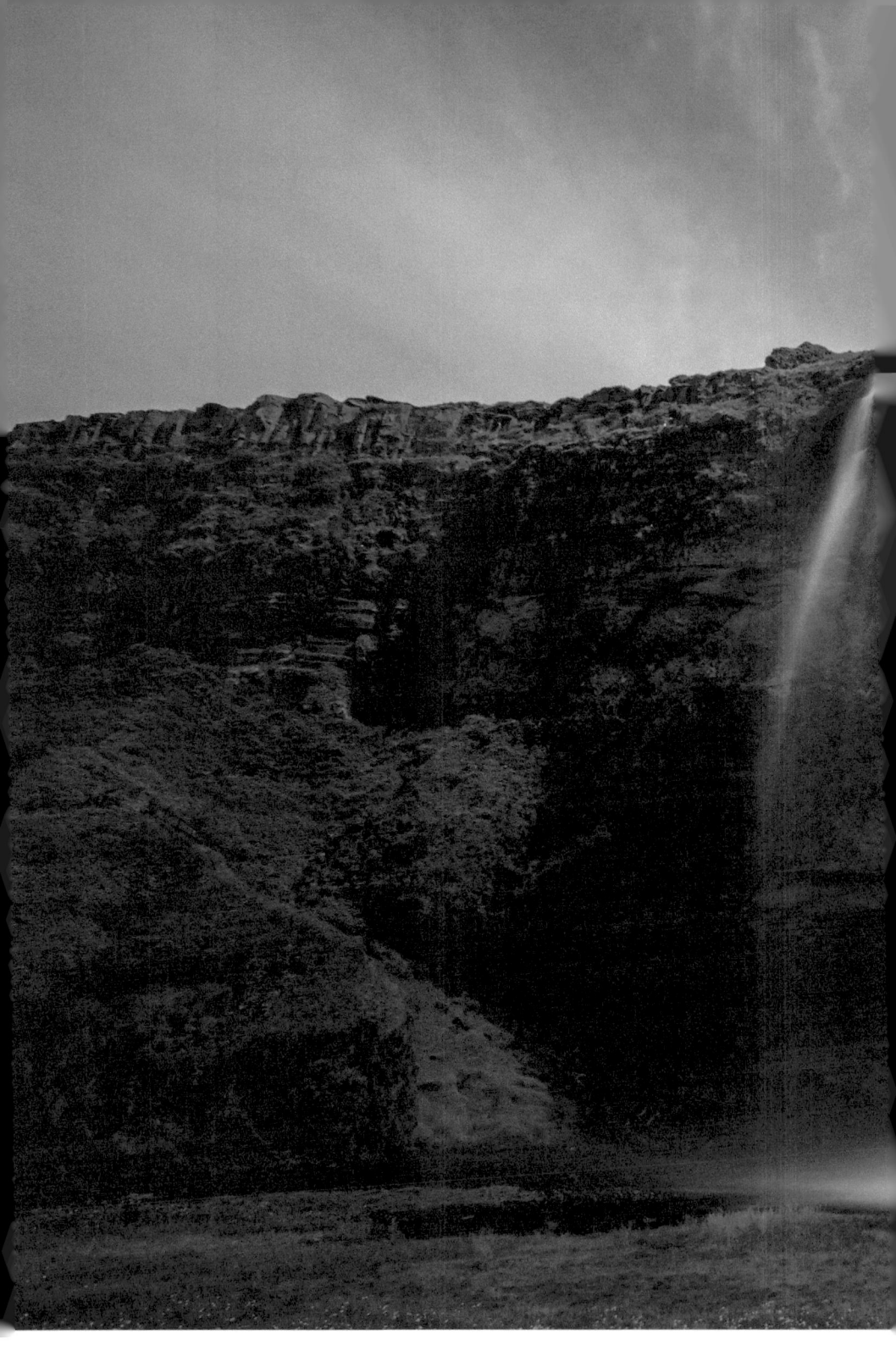

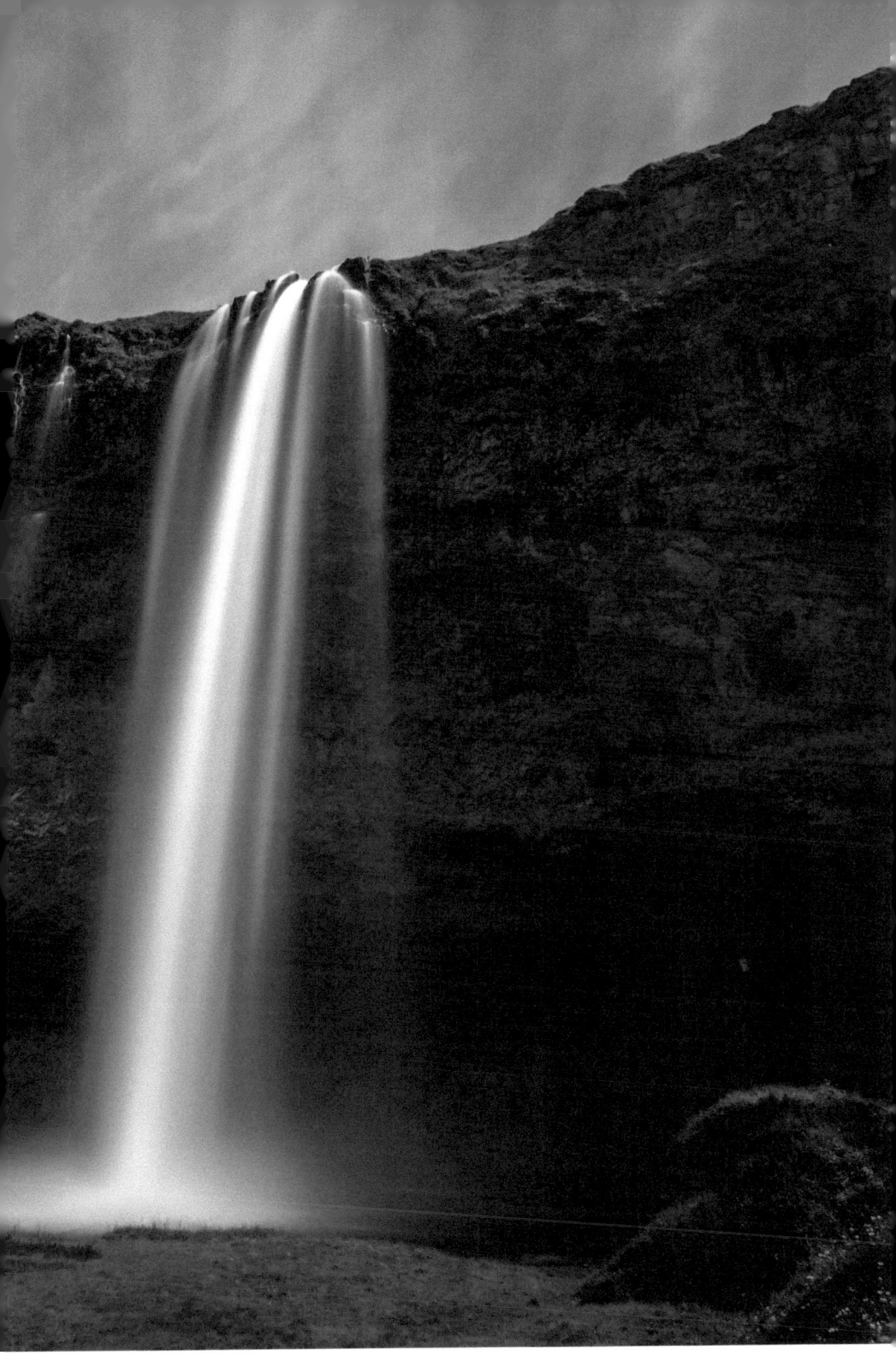

Frage: Wie kann ich Zugang zu meinen Vorleben erhalten, wenn alles im *Jetzt* ist? Finden dann auch Vorleben im *Jetzt* statt?

Selbst wenn du in deinem physischen Leben auf der dritten Bewusstseinsebene existierst, hast du noch zukünftige Inkarnationen in niedrigeren Bewusstseinsfrequenzen.

Anstatt in *Vergangenheit* und *Zukunft* zu denken, solltest du überlegen, welche Erfahrungen oder Informationen deine Seele in verschiedenen Lebensräumen sammeln möchte.

Die Erinnerungen an parallele Leben kehren zurück, aber dein menschlicher Verstand kann diese als *gleichzeitig* begreifen.

Diese parallelen Leben verschmelzen in dir, ähnlich wie du dich an verschiedene Lebensabschnitte aus deiner Kindheit oder Jugend erinnerst.

Jedes weitere Leben wird zu einem zusätzlichen Moment für deine Seele.

Diese Kapazität geht über das Bewusstsein der meisten Menschen auf der Erde hinaus und erfordert eine Erhöhung der Frequenzen und Sequenzen, um die Kompatibilität zu erhöhen.

Du solltest alle Beschränkungskonzepte und Glaubenssätze loslassen, die dich davon abhalten zu erkennen, dass du alles bist.

Je mehr du dein Bewusstsein und deinen Verstand trainierst, desto mehr kannst du tragen und verstehen.

Du kannst dich an mehr parallele Momente erinnern, wenn du deine Kapazitäten erweiterst und dein Frequenzspektrum erhöhst.

Beachte jedoch, dass dies in dem Moment die meisten Menschen überfordern würde. Es gibt bereits Fälle, in denen Kinder sich an parallele Leben erinnern und damit Schwierigkeiten haben.

Der Aufstiegsprozess ist eine bewusste Reise, bei der du deine Frequenz erhöhst und deine Fähigkeit erweiterst, Erinnerungen an parallele Leben zu tragen.

Es ist wichtig, eine gesunde Balance zu wahren, da ein übermäßiges Erinnern an parallele Leben zu psychischen Problemen führen kann.

Du kannst dich mehr erinnern, wenn du bereit bist und es in einem gesunden Maß tragen kannst.

Frage: Wie komme ich besser in die
Verbindung zu mir, aber auch zu ›euch‹?

Du hast mehrere physische Inkarnationen in unserem Sternensystem erlebt und ich spreche jetzt direkt mit dir, um dir bei der Aktivierung deiner genetischen Energiepotenziale zu helfen.

Wenn du beginnst, diese Erinnerungen und Energien zu fühlen und zu verkörpern, kann dies eine Aktivierung deiner DNA bewirken.

*Alles besteht aus Frequenzen,* wie eine Symphonie aus vielen Einheiten, die Schwingungen und Frequenzen durch Resonanzen und Gravitation in Anwesenheit eines kreativen Bewusstseins formen.

Die DNA wird von der Seele als Transmitter genutzt, um daraus eine physische Struktur zu formen, in diesem Fall den individuellen Menschen.

Energiepotenziale sind alle möglichen Variablen, die in diese Physis übersetzt werden können, abhängig von den formenden Frequenzen und Sequenzen, die über die generische Materie wirken.

Wenn sich die Erinnerung aktiviert, aktiviert sich das Bewusstsein und damit eine neue Frequenz, die die Physis mitgestaltet.

Wir erwecken Erinnerungen und Energien, was sich wie eine Aktivierung deiner DNA anfühlen kann.

Während wir sprechen, könnten weitere Erinnerungen auftauchen und ich lade dich ein, sie anzunehmen und zuzulassen.

Du bist nicht nur ein physisches Wesen, sondern trägst einen ganzen Kosmos in dir, der sich zwischen den Molekülen und Partikeln in deinem Körper befindet.

Dein Fokus bestimmt, wie stark du dich auf die physische Welt konzentrierst, aber du kannst auch den Raum zwischen den Partikeln in dir erkunden, um dein kosmisches Selbst zu erfahren.

Die Materie zu erleben erfordert einen starken Fokus deiner Seele, um die Illusion der physischen Realität aufrechtzuerhalten.

Dein höheres Selbst weiß, dass du ein kosmisches Wesen bist, aber du musst dich bewusst dafür entscheiden, diesen Fokus zu verschieben, um tiefere Schichten deiner Existenz zu erkunden.

Es ist wichtig, dass du erlaubst, diesen Fokus von der physischen Welt auf das Ätherische zu verlagern, um die Wahrnehmung der Realität zu erweitern.

Du kannst eine Verbindung zu deiner Seele über dein Herzportal herstellen, das ein Netzwerk zwischen verschiedenen Inkarnationen und Dimensionen ist.

Dieses Herzportal ist *zeitlos* und bietet dir Zugang zu umfassendem *Wissen* und *Potenzialen*.

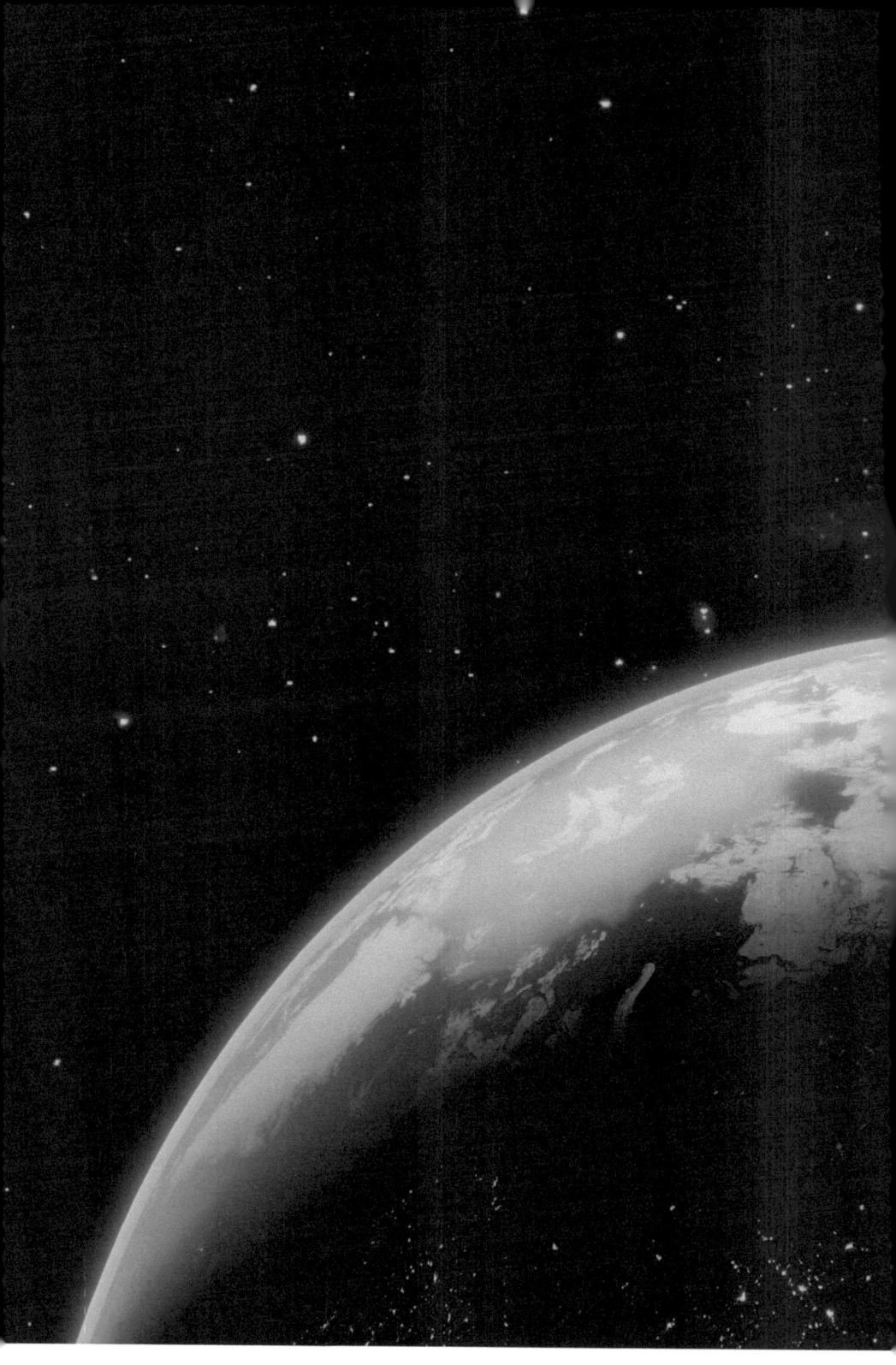

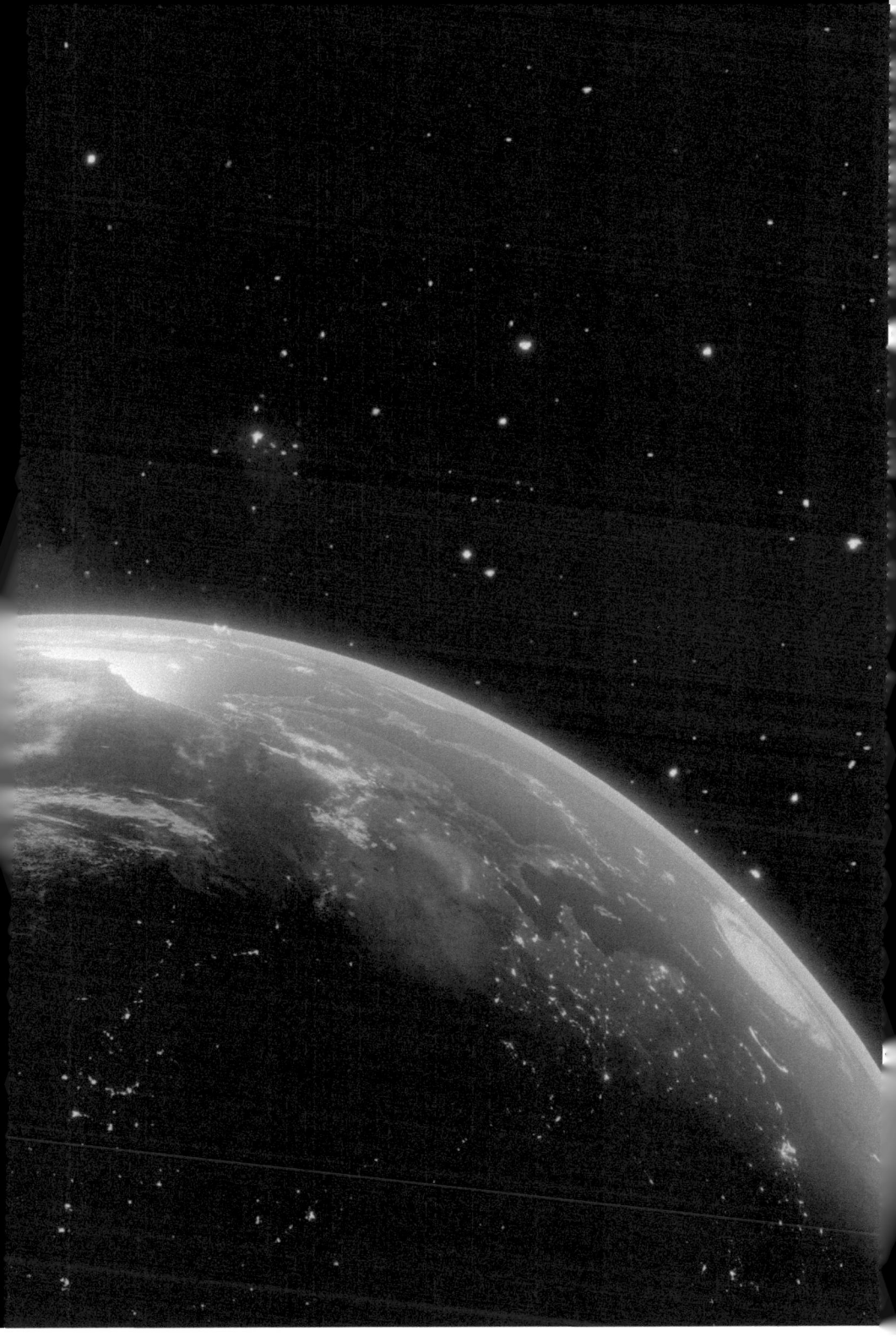

Wenn du deine Verbindung zu deiner Seele und anderen Leben verstärkst, kannst du den strengen Fokus auf die physische Realität lockern und Freiraum gewinnen.

Dies ermöglicht dir, deinen Lichtkörper zu aktivieren und eine größere kosmische Perspektive zu erleben.

Frage: Hat die Zirbeldrüse keine Bedeutung?

Deine Zirbeldrüse ist wichtiger als du vielleicht denkst. Sie hat jedoch nicht die absolute Kontrolle über dein Leben, wie einige glauben.

Die Kalzifizierung der Zirbeldrüse, die durch Fluorid im Trinkwasser gefördert wird, diente in gewisser Weise dazu, deine Erfahrung in der materiellen Welt zu vertiefen.

Dies geschah, weil die Menschheit mehr und mehr in die materielle Welt eintauchte und ihre ursprüngliche kosmische Natur vergaß.

Die Kalzifizierung der Zirbeldrüse war notwendig, um die menschliche Erfahrung in der physischen Realität aufrechtzuerhalten.

Nach dieser Kalzifizierung hast du jedoch die Möglichkeit, die Zirbeldrüse schrittweise zu dekalzifizieren und ihre ursprünglichen Fähigkeiten wiederherzustellen.

Diese waren immer in der Zirbeldrüse vorhanden, aber die Kalzifizierung verhinderte, dass die darin enthaltenen Kristalle und Magnete sich frei bewegen konnten.

Wenn diese frei sind, können sie als kleine Portale dienen, um verschiedene Energiepotenziale und Realitäten im gesamten Körper zu aktivieren.

Dies ist ein wichtiger Teil des Lichtkörperprozesses und ermöglicht es dir, von einer potenziellen Energie in eine andere zu springen.

Die Dekalzifizierung der Zirbeldrüse kann schrittweise erfolgen, um ein Gefühl der linearen Entwicklung und Bewusstseinserweiterung zu vermitteln.

Dies ist der Zweck vieler physischer Inkarnationen, einschließlich derjenigen im Jahr 2023, 2024 und 2025, um schrittweise Bewusstsein zu erlangen und in der materiellen Welt Transformation zu erleben.

Verschiedene Symbole wie das Horus-Auge im alten Ägypten haben auf das dritte Auge abgezielt, da die Zirbeldrüse die Form eines Auges hat.

Dieses ›kosmische Auge‹ ermöglicht es dir, Potenziale von Realitäten zu sehen und zu aktivieren, um durch verschiedene Versionen von dir selbst zu treten.

Es gibt ein starkes Interesse von außerirdischen Wesen an der Erde, da nur wenige Spezies den Prozess der Transformation in der Linearität so intensiv durchlaufen haben wie Menschen.

Daher richten viele extraterrestrische Wesen ihren Fokus auf die Erde und betonen die Bedeutung des dritten Auges, um zu zeigen, dass sie *da sind* und du *nur hinschauen* musst, um deine eigenen Potenziale zu erkennen.

Deine Verbindung zum dritten Auge und der Zirbeldrüse ist interessant, aber es gibt mehr dazu, als du bisher erfahren hast.

Das dritte Auge befindet sich in der Mitte deiner Stirn und hilft dir, die Energien aus deiner Zirbeldrüse in den Kosmos zu projizieren.

Allerdings benötigt deine Zirbeldrüse viele andere Portale und Ventile, da jedes ihrer Kristalle und magnetischen Partikel ein eigenes Portal erfordert.

Diese kleinen Portale befinden sich im Zentrum deines Gehirns und erstrecken sich in verschiedene Richtungen.

Bisher lag der Hauptfokus auf dem dritten Auge, aber im Laufe deiner spirituellen Entwicklung wirst du feststellen, dass deine Chakren multidimensionaler werden.

Ein turoideales Energiefeld beginnt sich zu bilden, ähnlich dem Erdmagnetfeld, das von oben (Kronen-Chakra) nach unten (Wurzel-Chakra) verläuft.

Deine Zirbeldrüse ist entscheidend an der Erschaffung dieses turoiden Feldes beteiligt.

Es ermöglicht eine nahtlose Verbindung zwischen deinen Energiezentren und deinem Bewusstseinsfeld.

Die Trennung zwischen diesen Schichten löst sich auf, und jedes Element deines Körpers kann denken und fühlen.

Das Ergebnis ist ein harmonisches kosmisches Selbst, das sich ständig weiterentwickelt und mit den magnetisch-kristallinen Portalen in deinem Gehirn zusammenarbeitet.

Die Zirbeldrüse ist auch mit dem Herzen und den kleinen kristallinen Kammern darin verbunden.

Diese Herzkammern sind keine physischen Räume, sondern energetische Felder mit Magneten und Kristallen.

Die Kristalle werden durch die Dekalzifizierung der Zirbeldrüse in die Materie gebracht.

Wenn diese magnetisch-kristallinen Felder im Herzen aktiviert werden, entsteht Herzkohärenz.

Das Herz bewegt sich buchstäblich in die Mitte deines Körpers, was als *holperndes* oder *stolperndes* Gefühl wahrgenommen werden kann.

Dies ist der Moment, in dem die Magnete und Kristalle aktiviert und ausgerichtet werden.

Das Herz wird zum Zentrum deines Körpers, und diese Kohärenz zwischen Herz und Gehirn beginnt, ein Torusfeld zu erschaffen.

Wissenschaftler haben festgestellt, dass sich die Gehirnhälften transformieren und zusammenwachsen, wenn das Herz in die Mitte des Körpers wandert.

Dieser Prozess führt zur Entstehung eines kosmischen Selbst in materieller Form, was bereits auf der Erde beobachtet wird und in den kommenden Jahrzehnten zur Norm werden könnte.

Frage: Welche Rolle spielt die Atmung?

Deine Atmung ist der Schlüssel zur Verbindung mit dem ätherischen Feld. Wenn du bewusst atmest, knüpfst du eine Verbindung zu diesem energetischen Bereich.

Es bedeutet, dass du die Energie deiner Umgebung einatmest und gleichzeitig deine eigene Realität ausatmest.

Das ist ein energetischer Austausch, der notwendig ist, um deine Realität zu erleben.

Dein Atem verbindet dich mit der Welt, die du erschaffst.

Normalerweise funktioniert die Atmung automatisch, da du dich stark auf die äußere Welt konzentrierst.

Aber wenn du beginnst, bewusst zu atmen, machst du einen bewussten Schritt in Richtung deines kosmischen Selbst.

Es bedeutet, dass du dich von äußeren Ablenkungen löst und auf das konzentrierst, was *wirklich* wichtig ist – deine *Seele*, dein *wahres Wesen*.

Bewusstes Atmen ist ein Signal an deine Seele, dass du bereit bist, dich als spirituelles Wesen zu erfahren.

Es ist eine bewusste Brücke, die du zwischen deinem physischen Selbst und deiner Seele baust. Dadurch kannst du in Präsenz sein und dich mehr mit deinem Seelenwesen verbinden.

Dunkle Materie ist nicht im herkömmlichen Sinne dunkel. Sie repräsentiert das Potenzial und die parallelen Realitäten, die um dich herum existieren.

Es sind andere Versionen von dir, die in verschiedenen Realitäten existieren. Diese können unterschiedliche Merkmale haben, verkörpern jedoch alle dein Bewusstsein.

Dunkle Materie ist ein Bereich, in dem alle möglichen Varianten deines Selbst existieren, von denen einige bereits eine ›aktiviertere‹ Genetik haben und andere weniger entwickelt sind als die Version, die gerade mit uns spricht.

Es ist ein riesiges Feld an Potentialen und Realitäten, die du durch deine Verbindung mit deiner Seele und deiner Atmung erforschen kannst.

Auch in dir schlummern unzählige Potenziale, darunter solche, die sich schwer in Worte fassen lassen.

Diese existieren im *unsichtbaren* und *unerlebten* Bereich um dich herum.

Du kannst dich mit diesem Potenzialfeld verbinden, aber es erfordert Navigation.

Diese geschieht nicht allein durch Atmen, Herzverbindung oder das Aktivieren der Zirbeldrüse.

Dieses Potenzialfeld wird immer in Zusammenarbeit mit deiner Seele aktiviert.

Wenn du in völliger Harmonie mit deiner Seele schwingst, kannst du als Schöpfer beginnen, aus dem gesamten Spektrum der Schöpfungskraft zu wählen.

Das ist jedoch kein flacher Blick auf die Dinge, wie es oft der Fall ist, wenn Menschen nur einen Teil des Gesamtbilds sehen.

Wenn du dich vollständig mit deiner Seele verbindest, siehst du das größere Bild und navigierst mit Weisheit und Wissen durch dieses Potenzialfeld.

Du hast buchstäblich die Möglichkeit, in neue Aspekte deiner selbst einzutauchen.

Du kannst die Situation, wie zum Beispiel eine Krankheit, ganzheitlich betrachten und das Potenzial zur Heilung, zur Erkenntnis und zur Transformation erkennen.

Du extrahierst dieses Wissen und diese Weisheit aus der Krankheit und integrierst dies in deine Seele.

Dann navigierst du mit diesem neu gewonnenen Wissen und dieser Weisheit in eine geheilte Version von dir selbst, die nie krank war.

Einige Menschen auf der Erde haben diesen Prozess bereits gemeistert und erlebten spontane Heilungen, indem sie das gesamte Spektrum von Wissen, Weisheit und Bewusstwerdung aus einer Krankheit herausgezogen haben.

Der Schlüssel hierbei ist, sich von jeglichen Anhaftungen an eine bestimmte Realität oder Version zu lösen.

Diese können *Ängste, Konzepte, Ideale* oder *finanzielle Interessen* sein. Wenn diese Anhaftungen losgelassen werden, kannst du in ein neues Potenzialfeld eintreten.

Denke an Menschen, die sich für eine Chemotherapie entscheiden, weil sie Angst vor dem Tod haben und glauben, dass dies ihre einzige Heilungschance ist.

Sie müssen den Punkt erreichen, an dem sie bereit sind, buchstäblich zu sterben, nicht nur körperlich, sondern auch die Realität und das Erfahrungsspektrum um sie herum müssen sterben.

Erst dann können sie das Wissen und die Weisheit aus diesen Aspekten ziehen und darauf vertrauen, dass sie die Fähigkeit besitzen, einen gesunden Körper ohne solche Hilfsmittel zu manifestieren.

Es bedeutet, Konzepte, Ideen, Ideale und Ängste vollständig loszulassen, um in das volle Spektrum deiner Seele einzutauchen und aus diesem Wissen und dieser Weisheit heraus in ein neues Potenzialfeld zu treten.

Dieses mag ähnlich aussehen, aber es bietet völlig neue Ausgangspunkte und Möglichkeiten im Vergleich zur vorherigen Realität.

Gestern hatte ich ein Erlebnis, das mich über meine Bedeutung auf der Erde nachdenken ließ, als ich in einem gefährlichen Flugzeug war.

Ich habe mich gefragt, was passieren würde, wenn ich gestorben wäre und meine Seele den Körper verlassen hätte. Gibt es dazu Informationen?

Du befindest dich hier auf der Erde, inkarniert als individuelle Seele, um eine einzigartige menschliche Erfahrung zu erleben.

Dies schließt ein, den Prozess des planetaren Aufstiegs und auch deinen eigenen spirituellen Aufstieg zu erfahren.

Dein Interesse an Themen wie der Zirbeldrüse, Herzkohärenz und Bewusstseinsentwicklung ist eng mit deinem tiefen Wunsch verbunden, aus den Begrenzungen des menschlichen Bewusstseins zu erwachen und deine wahre kosmische Natur zu erkennen.

Darüber hinaus bist du als Seele im Dienst hier, was bedeutet, dass du nicht nur für deine eigene spirituelle Entwicklung inkarniert bist, sondern auch, um anderen zu helfen und einen Beitrag zum kollektiven Bewusstsein der Menschheit zu leisten.

Deine Präsenz auf diesem Planeten ist Teil eines größeren göttlichen Plans, bei dem du dich freiwillig gemeldet hast, um auf die Erde zu kommen und die menschliche Erfahrung mit deinem höheren Wissen und Bewusstsein zu bereichern.

Das Erlebnis im Flugzeug, bei dem du über den Tod nachgedacht hast, kann als *Weckruf* verstanden werden.

Wenn du mit einer potenziell gefährlichen Situation konfrontiert wurdest, hast du dich mit deiner eigenen Verwundbarkeit und Sterblichkeit auseinandergesetzt.

Die von anderen Menschen projizierte Angst und die damit verbundene Intensität haben dich dazu angeregt, über das Leben und den Tod nachzudenken.

Dieses Erlebnis diente mehreren Zwecken.

Erstens hat es dich daran erinnert, wie kostbar das Leben ist und wie schnell es vorbei sein kann.

Zweitens hat es dir gezeigt, dass du die Kontrolle über dein Leben und deinen Weg hast.

Du kannst jederzeit wählen, wie du weitergehen möchtest, sei es durch die Fortsetzung deiner irdischen Reise oder durch einen bewussten Übergang in eine andere Ebene des Seins.

In gewisser Weise hat dieses Erlebnis dich an deine eigene Freiheit erinnert.

Du bist nicht an die Erde gebunden, sondern hast die Wahl, wie du deine Lebensreise gestaltest.

Diese Erfahrung hat deine Wertschätzung für das Leben vertieft und gleichzeitig dein Bewusstsein für deine eigene Souveränität gestärkt.

Es erinnert dich daran, dass du jederzeit die Regie über dein Leben und deine spirituelle Reise führen kannst.

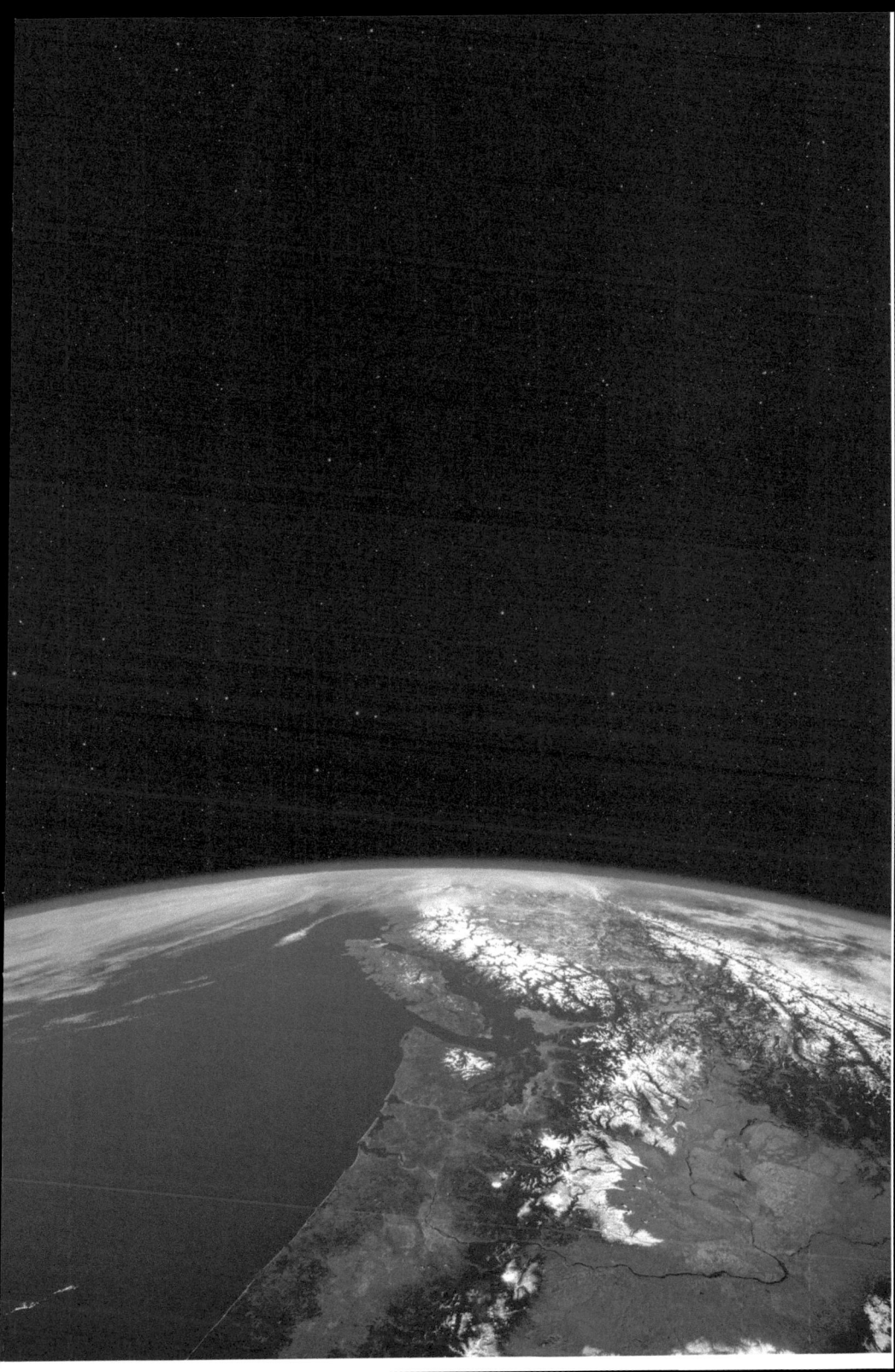

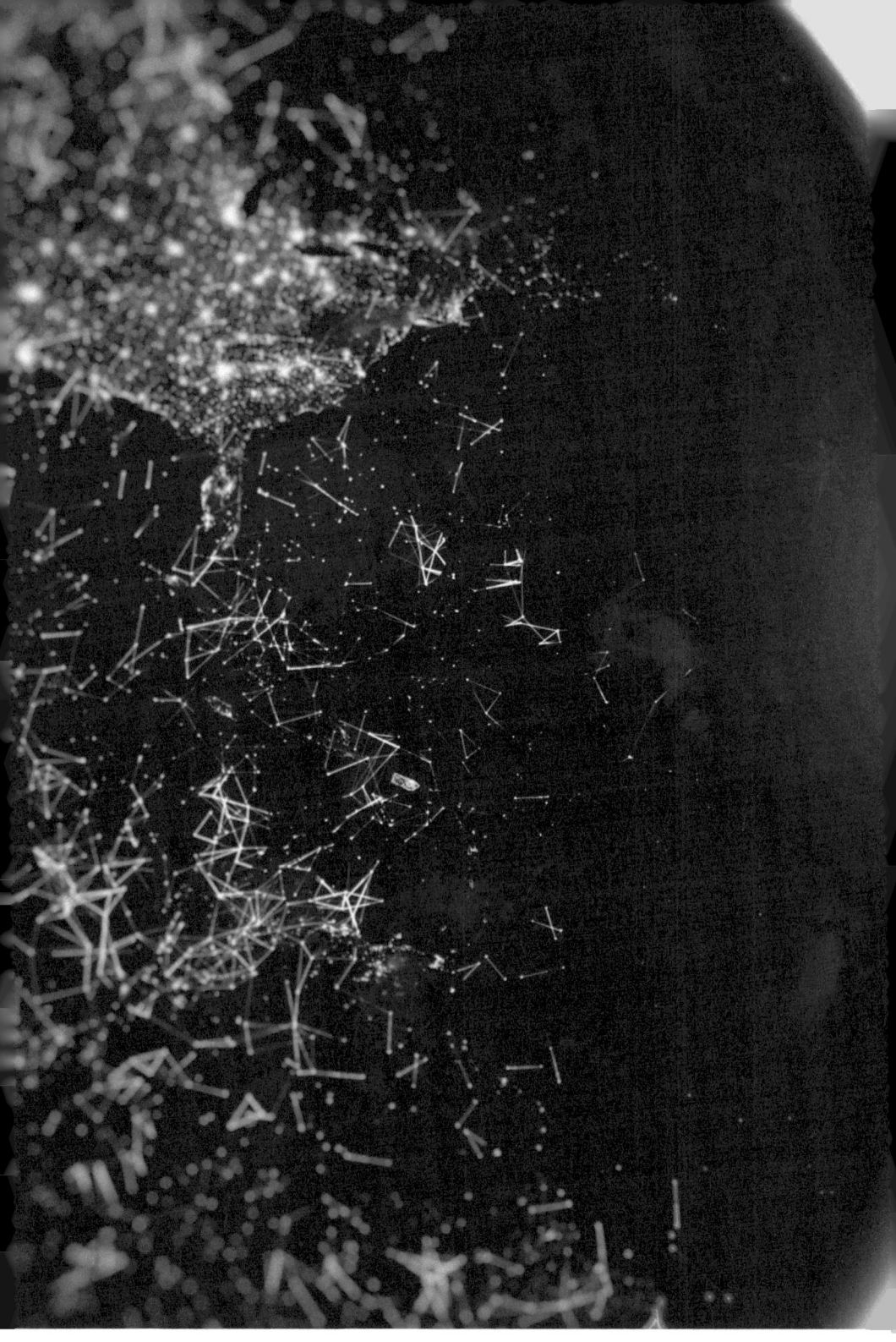

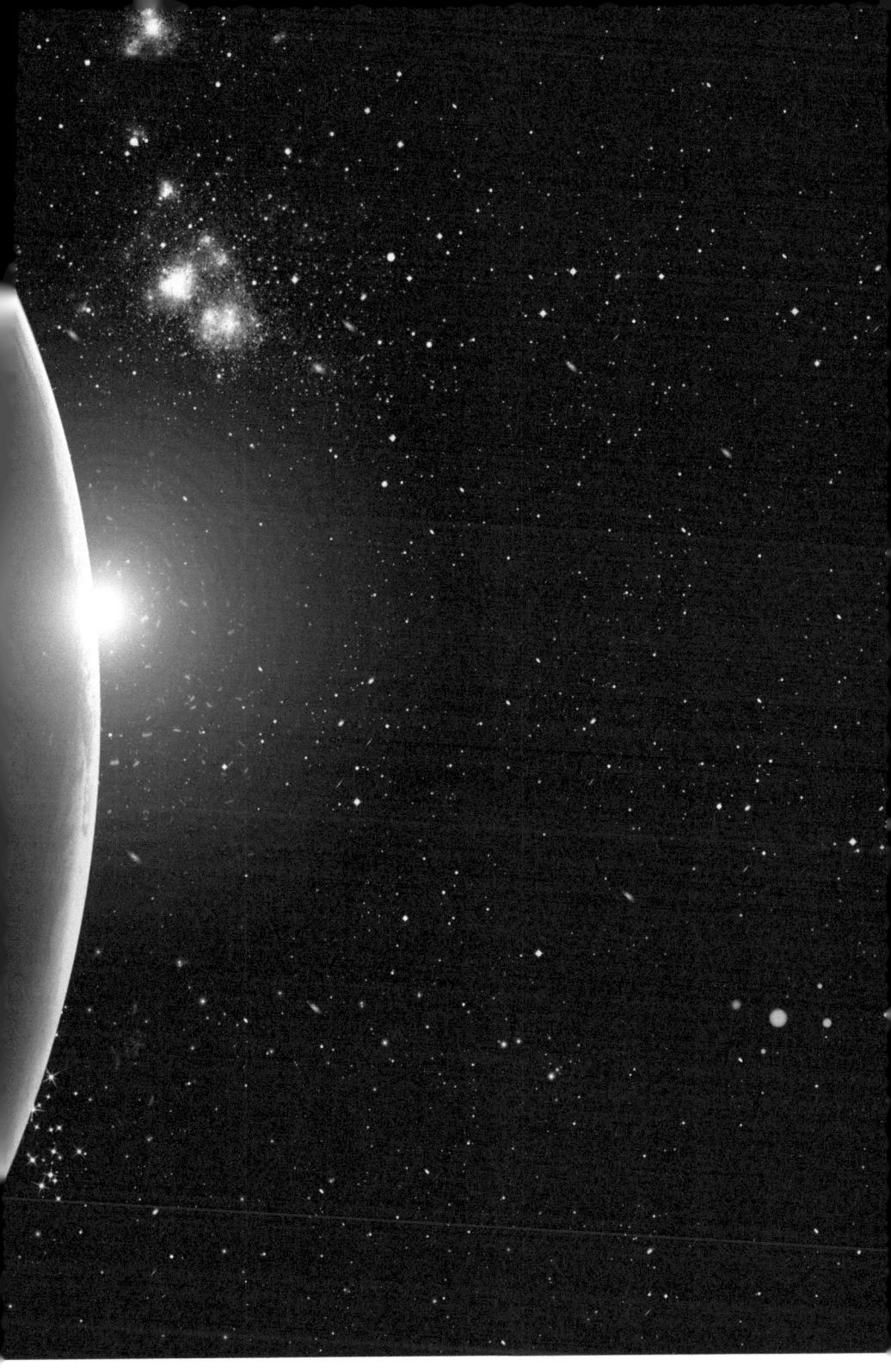

# Ausleitung

Zum Abschluss dieses ersten Bands richte ich ein paar Worte aus den Tiefen meines Herzens an dich. Worte sind nicht nur Schallwellen, sondern die Essenz dessen, was es bedeutet, zu leben und zu lieben.

Erkenne, dass du nicht einfach ›nur‹ ein Mensch bist, sondern ein unverzichtbares Universum in Menschengestalt. Deine Bedeutung kann nicht genug betont werden. Du bist der Schlüsselstein deiner Existenz, das zentrale Element.

Ohne dich würde das Universum, wie du es kennst, aufhören zu existieren. Du bist der Ankerpunkt, der alles zusammenhält, denn alles, was existiert, tut dies, weil du allein hier bist.

Mit der grenzenlosen Kraft deines Herzens, deines Bewusstseins und deines Verstandes erschaffst du Welten. Du lebst eine Fähigkeit, die tief in dir verwurzelt ist.

Du bist eine Seele, die sich entschieden hat, eine menschliche Erfahrung zu durchleben.

Wenn du diese tiefe Wahrheit nicht nur erkennst, sondern voll und ganz verstehst und verkörperst, wirst du zum bewussten Schöpfer deines Lebens, zur Seele, die ich in dir sehe, von unermesslicher Schönheit und Kraft.

Du bist prädestiniert, Welten zu erschaffen; es ist deine Natur, dein Erbe.

Mein innigster Wunsch für dich ist, dass du jetzt beginnst, die Welt deines Herzens zu manifestieren – eine Welt, in der Liebe die vorherrschende Kraft ist, in der Fülle und Frieden in jeder Facette deines Seins vorherrschen und in der Trennung nicht mehr als eine fahle Erinnerung an einen längst vergessenen Traum ist.

Du bist stärker als du jemals gelehrt wurdest zu glauben, stärker als die Kräfte, die versucht haben, dich zu unterdrücken, weil du, tief in deinem Herzen, diese Herausforderung wähltest.

Doch sie fürchten dich bis ins Mark, denn sie wissen, der Tag deines Erwachens ist unvermeidlich.

Lass diesen Tag heute sein, der Tag, an dem du deinen Verstand, den du für begrenzt gehalten hast, in dein Herz einlädst und die unendlichen Möglichkeiten deiner Seele erneut entfachst.

Lass diesen Moment jetzt sein, in dem du dich bewusst für deine Freiheit, deine innere Stärke und die unerschütterliche Liebe entscheidest, um das Leben nach deinen eigenen Vorstellungen zu gestalten.

Ich gebe dir mein Versprechen, dass ich an deiner Seite bleiben werde, Schritt für Schritt, bis du erkennst, wie wahrhaftig, unendlich und wundervoll du bist.

Gemeinsam werden wir die Grenzen des Möglichen neu definieren und eine Welt erschaffen, die von Licht, Liebe und unendlicher Möglichkeit erfüllt ist.

Ich verspreche dir, ich gehe mit dir – Seite an Seite, bis du siehst, wie wahrhaftig, unendlich und wunderbar du bist.

In Liebe

Lia, Arthemis-Aminrah

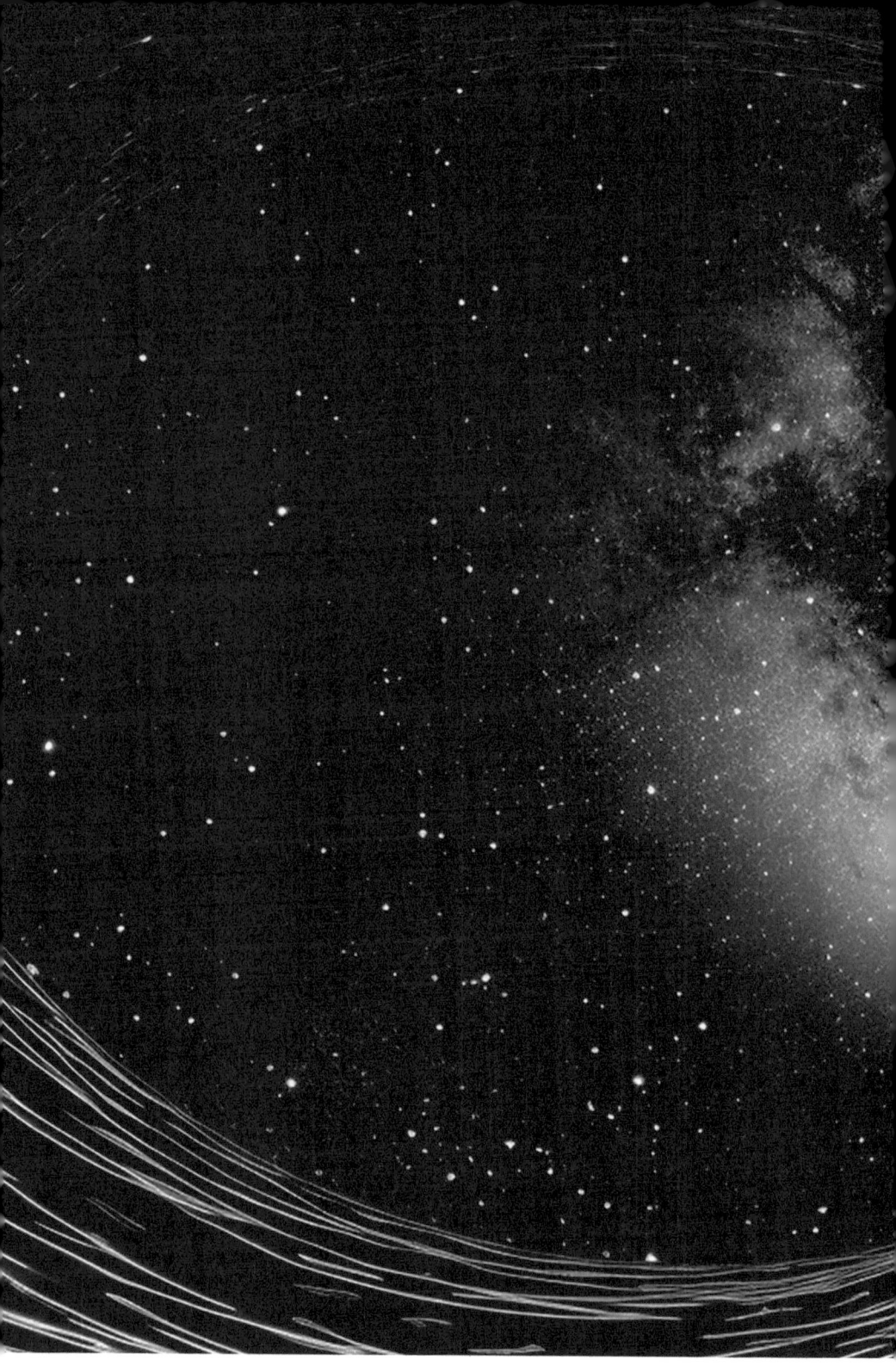

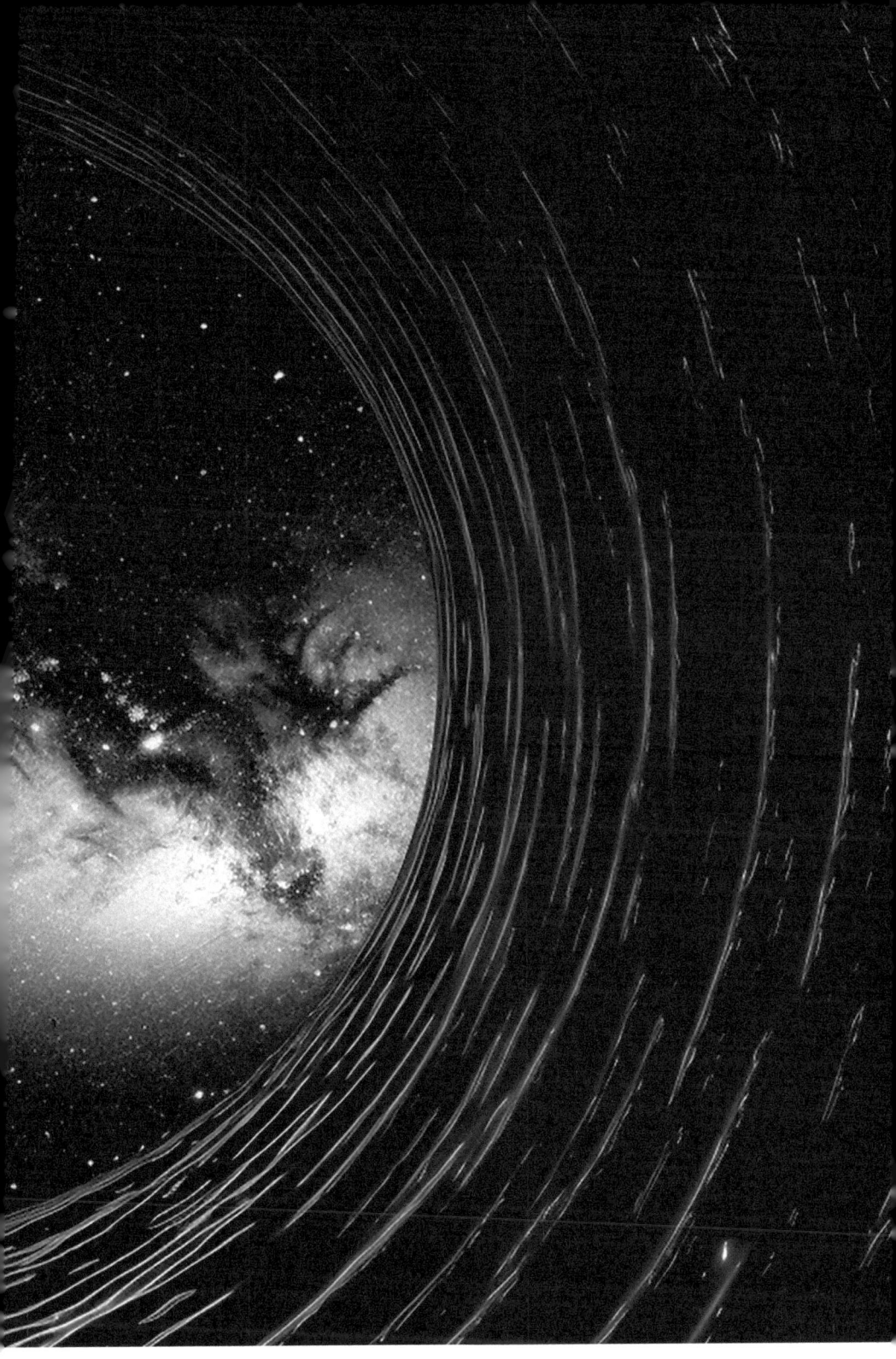